Christine Maria Brendebach

Prüfungswissen Altenpflege
Fallbeispiele für das Lernfeld 2.1

Christine Maria Brendebach

Prüfungswissen Altenpflege

Fallbeispiele für das Lernfeld 2.1

Lebenswelten und soziale Netzwerke alter Menschen
beim altenpflegerischen Handeln berücksichtigen

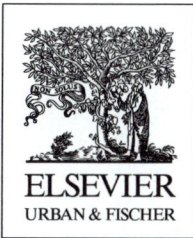

URBAN & FISCHER München

Zuschriften und Kritik an:
Elsevier GmbH, Urban & Fischer Verlag, Lektorat Pflege, Hackerbrücke 6, 80335 München
pflege@elsevier.com

Wichtiger Hinweis für den Benutzer

Die Erkenntnisse in der Medizin unterliegen laufendem Wandel durch Forschung und klinische Erfahrungen. Herausgeber und Autoren dieses Werkes haben große Sorgfalt darauf verwendet, dass die in diesem Werk gemachten therapeutischen Angaben (insbesondere hinsichtlich Indikation, Dosierung und unerwünschten Wirkungen) dem derzeitigen Wissensstand entsprechen. Das entbindet den Nutzer dieses Werkes aber nicht von der Verpflichtung, anhand der Beipackzettel zu verschreibender Präparate zu überprüfen, ob die dort gemachten Angaben von denen in diesem Buch abweichen und seine Verordnung in eigener Verantwortung zu treffen.

Wie allgemein üblich wurden Warenzeichen bzw. Namen (z. B. bei Pharmapräparaten) nicht besonders gekennzeichnet.

Bibliografische Information der Deutschen Nationalbibliothek

Die Deutsche Nationalbibliothek verzeichnet diese Publikation in der Deutschen Nationalbibliografie; detaillierte bibliografische Daten sind im Internet unter http://www.d-nb.de abrufbar.

Um den Textfluss nicht zu stören, wurde bei Patienten und Berufsbezeichnungen die grammatikalisch maskuline Form gewählt. Selbstverständlich sind in diesen Fällen immer Frauen und Männer gemeint.

Planung und Lektorat: Regina Papadopoulos, Andrea Heger, München
Redaktion: Claudia Rauw, München
Herstellung: Kerstin Wilk, München
Satz: Kösel, Krugzell
Druck und Bindung: Drukarnia Dimograf Sp z o. o., Bielsko-Biała/Polen
Umschlaggestaltung: SpieszDesign, Büro für Gestaltung, Neu-Ulm
Titelfotografie: Mauritius, Mittenwald

ISBN-13: 978-3-437-25045-3

Aktuelle Informationen finden Sie im Internet unter **www.elsevier.de** und **www.elsevier.com**

Vorwort

Bei vielen europäischen Nachbarn ist eine gemeinsame Ausbildung für Kinder-, Gesundheits- und Krankenpflege sowie die Altenpflege Realität. Auch in Deutschland ist derzeit der Trend zu einer gemeinsamen Qualifizierung zu erkennen und scheint nicht mehr aufzuhalten zu sein. Erste Modelle integrativer Ausbildung stecken bereits in ihren Pilotphasen. Es wäre falsch sich als Berufsgruppe diesem Trend zu verschließen. Gleichzeitig ist es unerlässlich, sich des jeweils eigenen Profils bewusst zu werden. Nur so kann das Charakteristische, das jedem der drei Pflegeschwerpunkte zu Eigen ist, bewahrt und gewinnbringend in die interdisziplinäre Zusammenarbeit eingebracht werden.

Doch was macht das Profil der Altenpflege aus? Von welchem ihrer Ansätze können auch die anderen Disziplinen profitieren?

Sicher gibt es auf diese Frage nicht nur eine und schon gar keine eindimensionale Antwort. Wenn aber ein Aspekt unbedingt als charakteristische Stärke der Altenpflege hervorzuheben ist, so ist es sicherlich der Bezug zu den Lebenswelten und sozialen Netzwerken der zu Pflegenden. Biographische Ansätze sowie die Einbeziehung von Lebenszeit und Lebensraum in Pflegehandlungen ist vielleicht DER „Exportschlager", den die Altenpflege selbstbewusst in integrative Pflegekonzepte einbringen sollte.

Auch die aktuellen Lehrplanrichtlinien tragen dieser Kernkompetenz durch ihre starke Gewichtung der Themenbereiche in den Lernfeldern 2.1, 2.2 und 2.3 Rechnung. In der vorliegenden handlungsorientierten Aufarbeitung dieser Inhalte für die Examensprüfungen wird deutlich, welche Bedeutung die Einbeziehung der Lebenswelten für die Pflegedynamik und Pflegequalität – vielleicht nicht nur in der Altenpflege – hat.

Erlangen, im Sommer 2006   Christine Brendebach

Abbildungsnachweis

Unter den Abbildungen wird am Ende des Legendentextes in eckigen Klammern auf die Abbildungsquelle verwiesen. Bei allen nicht besonders gekennzeichneten Abbildungen liegt das Copyright bei Herausgeber, Autorin und Verlag.

MindMap	Idee: Christine Maria Brendebach, Erlangen
	Zeichnung: Susanne Adler, Lübeck
J650:	akg-images, Berlin
K157:	Werner Krüper, Bielefeld
O148:	Karen Skodda, Hannover

Inhaltsverzeichnis

Tipps für die Prüfungsvorbereitung

Liebe Auszubildende in der Altenpflege,

mit der Reform des Lehrplans 2003 hat sich die Ausbildung zur Altenpflegerin bzw. zum Altenpfleger deutlich verändert. Dies gilt vor allem auch für den Unterricht und die Erhebung von Leistungsnachweisen: Die alten Fächer wurden neu geordnet und im Unterricht durch Lernfelder ersetzt. Auch die Abschlussprüfungen orientieren sich an diesen Lernfeldern.

Die Leistungsanforderungen beziehen sich dabei nicht mehr nur auf die Wiederholung von gelerntem Wissen, sondern auf die Umsetzung dieses Wissens im konkreten Pflegealltag. Die Orientierung an den Prüfungen der vorhergehenden Schülerjahrgänge ist also nur noch schwer möglich.

Mit dem vorliegenden Band haben wir uns an dem neuen Ausbildungsmodell orientiert und möchten Ihre Vorbereitungen der Abschlussprüfungen im Lernfeld 2.1 erfolgreich unterstützen.

Sie finden im Folgenden einen umfangreichen Fragenpool, der nach den acht Kapiteln des Lehrplans geordnet ist.

Der **erste Teil** jedes Kapitels beginnt mit einer strukturierten Sammlung zentraler Begriffe. Anhand dieser Begriffe können Sie Ihre eigenen Unterrichtsaufzeichnungen ordnen und wiederholen.

Sie eignen sich auch als Struktur für die Arbeit mit Karteikarten. Schreiben Sie auf eine Seite der Karte einen Begriff, auf die andere Seite Definitionen, Stichworte oder Beispiele, die Sie Ihren Unterlagen, Büchern und diesem Fragenkatalog entnehmen können. Sie können dann mit Hilfe dieses Karteikartensystems lernen und sich selbst prüfen.

Ein weiterer Lerntipp ist es, die Begriffe außerdem als Bausteine einer Mindmap-Struktur zu verwenden. Dabei können Sie sich an den abgebildeten Mindmaps orientieren, die sie zu Beginn der Kapitel finden. Sie können diese aber auch mit eigenen Begriffen ergänzen oder ihrer individuellen Lernstruktur anpassen.

Der **zweite Teil** jedes Kapitels besteht aus einem klassischen Fragenkatalog, mit dem Sie ganz allgemein Ihr Wissen über Begriffe, Definitionen und Zusammenhänge überprüfen können. Sie können ihn auch für eine gegenseitige Abfrage in der Lerngruppe nutzen.

Dabei sind die Fragen wie echte Prüfungsfragen formuliert. So finden Sie beispielsweise Fragen, die eine bestimmte Anzahl von Antworten von Ihnen verlangen, z. B. „Nennen Sie drei Ziele …". In den Antworten bieten wir Ihnen dann die umfassende Lösung an. Daher sind oft mehr als die gefragten Lösungsmöglichkeiten aufgelistet.

Im **dritten Teil** finden Sie eine oder mehrere Handlungssituationen. Hier sollen Sie das jeweilige Thema auf einen speziellen Fall aus ihrer beruflichen Praxis anwenden.

Die Fragen in diesem Teil eigenen sich gut zur Diskussion und Vorbereitung in einer Lerngruppe. Sie dienen der Vertiefung des Lernstoffs und sollen gleichzeitig Anregungen zur weiteren Beschäftigung mit dem Thema geben. Vielleicht kennen Sie ähnliche Fälle aus Ihrer Praxis. Wie war es da? Wie haben Sie da reagiert? Waren die Theorien und Modelle dort auch anwendbar? Je mehr Sie Anknüpfungen und Querverbindungen zu Ihren eigenen Erfahrungen und Meinungen herstellen können, umso besser und leichter können Sie das nötige Wissen speichern.

Es gibt also viele Möglichkeiten, die Anregungen des vorliegenden Bandes zu nutzen: zur Wiederholung, als Lernkontrolle, für die Anwendung auf die Praxis, als Grundlage für Lerngruppenarbeit und Lernspiele, zur Diskussion. Ergänzen Sie die Fragen mit eigenen Erfahrungen, Beispielen, Abbildungen und Notizen aus dem Unterricht. Lernen Sie kreativ und gemäß Ihren individuellen Vorlieben. Denn wichtig ist immer: **Lernen darf Spaß machen!**

Wir hoffen, dass wir Ihnen wertvolle Anregungen für eine optimale Prüfungsvorbereitung geben können und wünschen Ihnen in diesem Sinne viel Spaß, Mut und einen guten Prüfungserfolg.

1 Altern als Veränderungsprozess

1.1 Themenübersicht

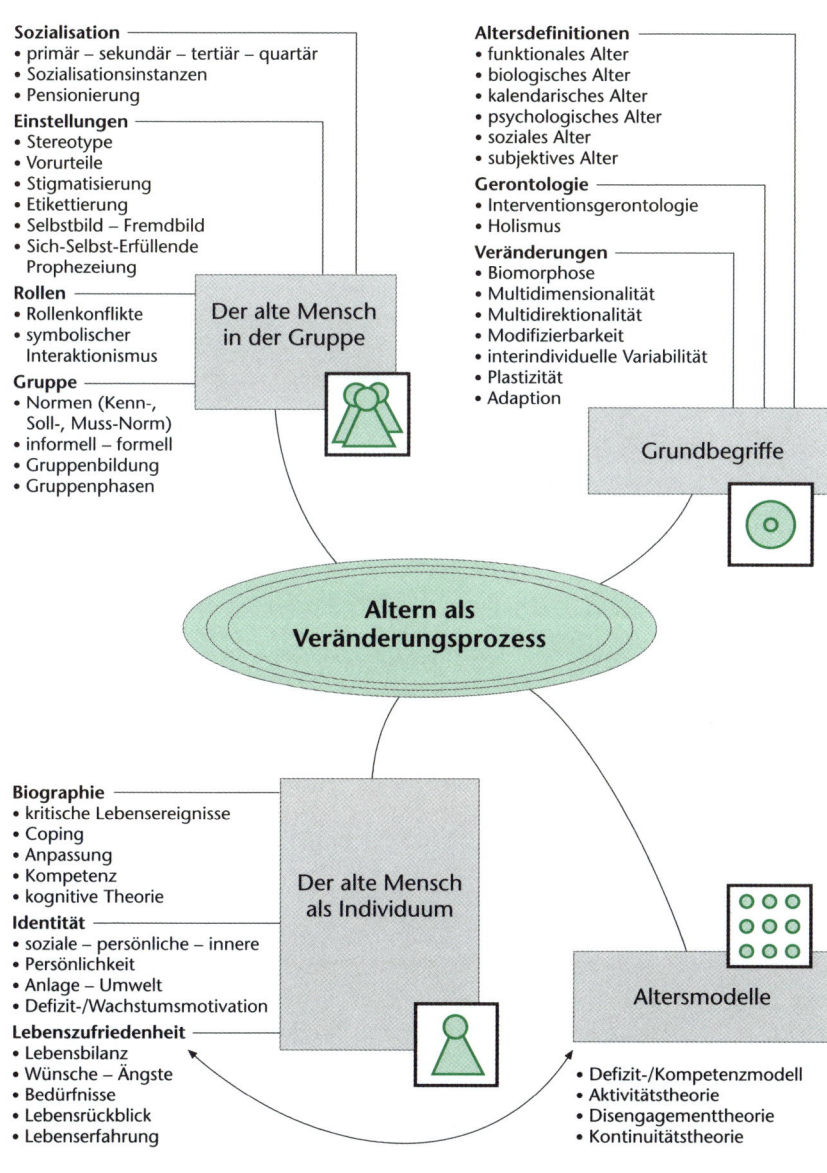

Sozialisation
- primär – sekundär – tertiär – quartär
- Sozialisationsinstanzen
- Pensionierung

Einstellungen
- Stereotype
- Vorurteile
- Stigmatisierung
- Etikettierung
- Selbstbild – Fremdbild
- Sich-Selbst-Erfüllende Prophezeiung

Rollen
- Rollenkonflikte
- symbolischer Interaktionismus

Gruppe
- Normen (Kenn-, Soll-, Muss-Norm)
- informell – formell
- Gruppenbildung
- Gruppenphasen

Der alte Mensch in der Gruppe

Altersdefinitionen
- funktionales Alter
- biologisches Alter
- kalendarisches Alter
- psychologisches Alter
- soziales Alter
- subjektives Alter

Gerontologie
- Interventionsgerontologie
- Holismus

Veränderungen
- Biomorphose
- Multidimensionalität
- Multidirektionalität
- Modifizierbarkeit
- interindividuelle Variabilität
- Plastizität
- Adaption

Grundbegriffe

Altern als Veränderungsprozess

Biographie
- kritische Lebensereignisse
- Coping
- Anpassung
- Kompetenz
- kognitive Theorie

Identität
- soziale – persönliche – innere
- Persönlichkeit
- Anlage – Umwelt
- Defizit-/Wachstumsmotivation

Lebenszufriedenheit
- Lebensbilanz
- Wünsche – Ängste
- Bedürfnisse
- Lebensrückblick
- Lebenserfahrung

Der alte Mensch als Individuum

Altersmodelle
- Defizit-/Kompetenzmodell
- Aktivitätstheorie
- Disengagementtheorie
- Kontinuitätstheorie

Abb. 1: Mindmap **„Altern als Veränderungsprozess"**

1.2 Allgemeine Fragen

1.2.1 Grundbegriffe

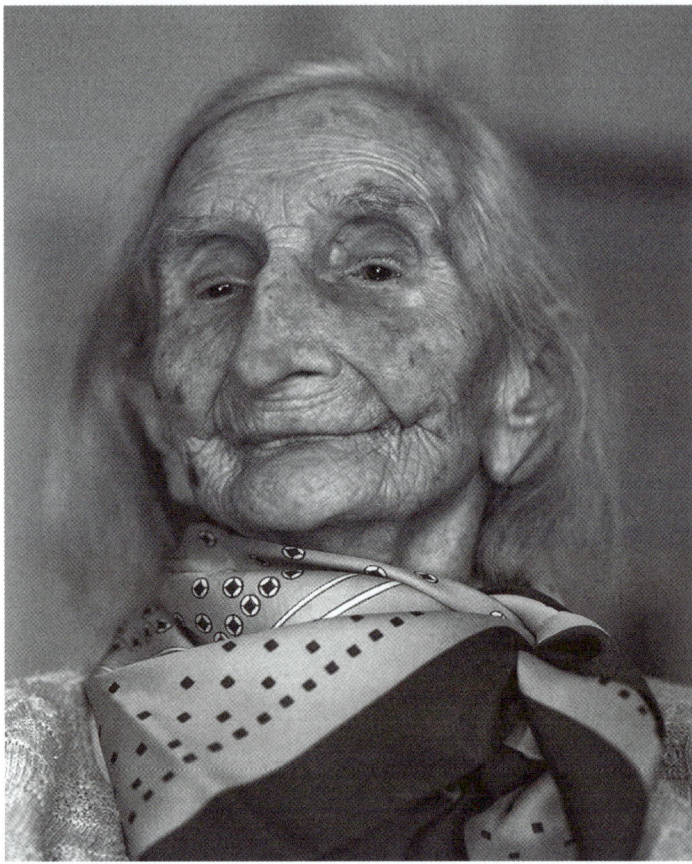

Abb. 2: Jeder Mensch hat seine eigene, unverwechselbare Persönlichkeit [K157]

1. Was versteht man unter dem Begriff „Gerontologie"?

Gerontologie = Lehre von den alten Menschen bzw. vom Alterungsprozess.

2. Aus welchen wissenschaftlichen Perspektiven kann das Leben alter Menschen betrachtet werden?

Folgende Perspektiven sind bei der Betrachtung denkbar:
- Geriatrie (Medizin)
- Gerontopsychiatrie (psychiatrische Erkrankungen, z. B. Depression, Demenz)
- Gerontopsychologie (Erleben und Verhalten)
- Gerontosoziologie (gesellschaftliche Bedingungen und Lebenswelten)
- Geragogik (Pädagogik und Weiterbildungsangebote)
- Ethik.

3. Nennen Sie die Ziele der Interventionsgerontologie?

Intervention meint wörtlich „einschreiten, dazwischen gehen". Ziele der Interventionsgerontologie sind:

- Erforschung des Lebens alter Menschen und Bereitstellung der Erkenntnisse für die geriatrische Praxis
- Entwicklung von Maßnahmen, wie Kompetenzen auch im hohen Lebensalter noch zu stärken bzw. aufrecht zu erhalten sind
- Entwicklung von Interventionsmaßnahmen, z.B. Gedächtnistraining, Psychomotorik- und Bewegungsprogramme oder Vorschläge zur ausgewogenen Ernährung
- Erforschung der Grenzen dieser Maßnahmen
- Angebot von Entscheidungshilfen zur Gestaltung individueller Hilfen in der Praxis.

4. Nennen Sie vier zentrale Aufgaben der Interventionsgerontologie?

Aufgaben der Interventionsgerontologie sind:

- Optimierung: Verbesserung von Fähigkeiten und Rahmenbedingungen
- Prävention: Vorbeugung von ungünstigen Entwicklungen
- Rehabilitation bzw. Therapie: Erhaltung, Wiederherstellung oder Rückgewinnung von Fähigkeiten
- Management: Auseinandersetzung mit und Bewältigung von Problemsituationen.

5. Welche Merkmale beschreiben die Veränderungen im höheren Lebensalter? Nennen Sie vier wichtige Aspekte!

Im höheren Lebensalter verändert sich der Mensch. Merkmale dieser Veränderung lassen sich wie folgt beschreiben:

- Multidimensionalität: Menschen altern auf verschiedenen Ebenen unterschiedlich, z.B. körperliches Altern, geistiges Altern, soziales Altern.
- Multidirektionalität: Menschen altern auf diesen verschiedenen Ebenen in unterschiedliche Richtungen, z.B. körperlicher Abbau, aber geistig noch vital.
- Interindividuelle Variabilität: Große Unterschiede zwischen den alten Menschen. In einer Altersstufe gibt es sowohl sehr pflegebedürftige als auch sehr rüstige und selbstständige alte Menschen.
- Modifizierbarkeit: Veränderbarkeit durch äußere Faktoren. Die Kompetenz eines alten Menschen ist auch von den Bedingungen der Umwelt abhängig und kann durch diese verbessert werden.

6. Definieren Sie den Begriff „Plastizität"?

Plastizität = Veränderbarkeit; der Mensch verändert sich über die ganze Lebensspanne hinweg, auch im hohen Alter ist das Training geistiger und körperlicher Fähigkeiten noch möglich.

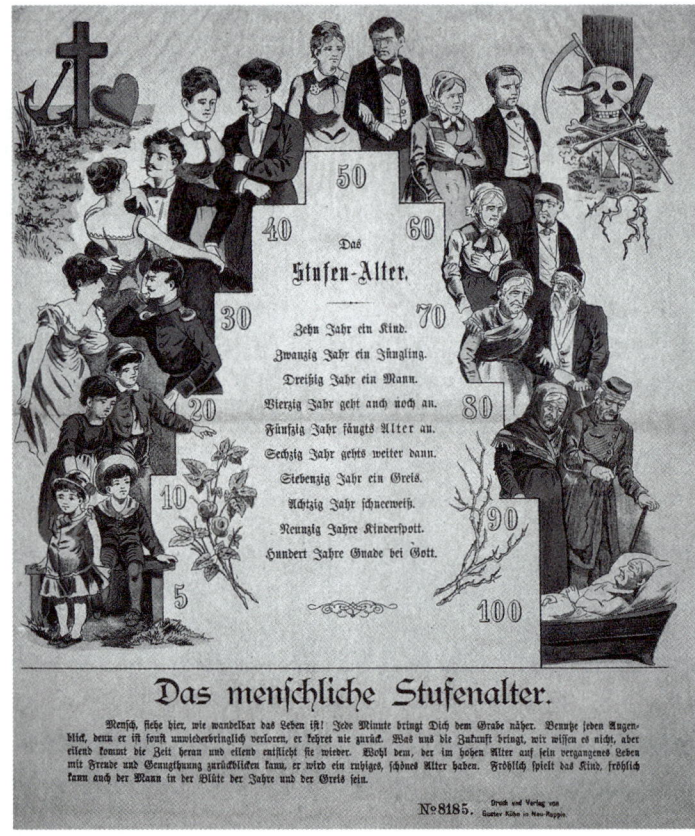

Abb. 3: Das menschliche Stufenalter [J650]

7. Welche Bilder vom Altern über die Lebensspanne hinweg kennen Sie? Nennen Sie vier verschiedene Modelle!

- Lebenstreppe
- Lebenskreis
- Lebensweg
- Lebensschwellen
- Mäandermodell.

8. „Beantworten" Sie die folgende Frage: Ab wann ist man alt?

Diese Frage kann nicht eindeutig beantwortet werden, da es verschiedene Altersbegriffe gibt:
- kalendarisches (☞ Frage 12)
- biologisches (☞ Frage 13)
- soziales (☞ Frage 19)
- psychologisches (☞ Frage 18)
- subjektives (☞ Frage 17)
- funktionales Alter (☞ Frage 11).

9. Welche Unterteilung innerhalb der Gruppe alter Menschen kennen Sie? Geben Sie vier Altersgruppen an!

Innerhalb der Gruppe der alten Menschen gibt es folgende Einteilung:
- 60–75 Jahre: Junge Alte
- 75–89 Jahre: Alte Alte
- 90–100 Jahre: Hochbetagte
- >100 Jahre: Langlebige.

10. Was versteht man unter „Adaptation"?

Adaptation = Anpassungsfähigkeit; Welche Einschränkungen ein Mensch tatsächlich erlebt, d.h. wie alt er sich fühlt, ist davon abhängig, wie gut er sich an die Veränderungen des eigenen Körpers und der eigenen Empfindungen sowie der Umwelt anpassen kann.

11. Wichtig für den Umgang mit alten Menschen ist die Berücksichtigung ihres „funktionalen Alters". Aus welchen Aspekten setzt sich dieses zusammen?

Zusammensetzung des „funktionalen Alters":
- Kalendarisches bzw. chronologisches Alter (☞ Frage 12)
- Biologisches Alter (☞ Frage 13)
- Soziales Alter (☞ Frage 19)
- Psychologisches Alter (☞ Frage 18)
- Subjektives Alter (☞ Frage 17).

12. Wie können Sie das kalendarische Alter feststellen?

Das kalendarische Alter lässt sich anhand des Geburtsdatums feststellen.

13. Wie können Sie das biologische Alter feststellen?

Über äußere Merkmale (Haut, Haare), Beobachtung von Zellalterung, Organveränderungen und Veränderungen des Bewegungsapparates ist es möglich, das biologische Alter festzustellen.

14. Nennen Sie fünf typische biologische Altersveränderungen!

Im Alter verändert sich der menschliche Organismus. Somit hat Altern Auswirkungen auf den gesamten Organismus:
- Zellteilung:
  - Langsamere Zellteilung und Abnahme der Zellanzahl
- Bewegungsapparat:
  - Körpergröße nimmt ab
  - Gebückte Haltung, Rundrücken
  - Muskelmasse und Muskelkraft nehmen ab
  - Gelenkknorpel schrumpfen
  - Verminderte Knochendichte
  - Unsicheres Gangbild
- Haut und Haare:
  - Haut wird dünner
  - Pigment- und Lipofuszinflecken auf der Haut
  - Haare werden dünner, grauer

- Sinnesorgane:
  - Funktion der Sinnesorgane lässt nach
  - Langsamere Gleichgewichtsregulation
  - Funktionseinschränkungen von Organen
  - Wasserverlust des Körpers/der Haut
- Herz-Kreislauf-System, Atmung und Magen-Darm-Trakt:
  - Verminderte Herzfunktion
  - Verringerte Anpassungsfähigkeit des Herz-Kreislauf-Systems
  - Blutgefäße werden starrer und enger
  - Atemvolumen und Atemkraft nehmen ab
  - Dickdarmbewegungen werden langsamer
- Immunsystem und Nervensystem:
  - Verminderte Anpassungsfähigkeit des Immunsystems
  - Informationsverarbeitungsgeschwindigkeit und Reaktionszeiten nehmen ab.

15. Nennen Sie vier Besonderheiten, die sich bei Erkrankungen im höheren Lebensalter zeigen!

Bei Erkrankungen im höheren Lebensalter gibt es vier Besonderheiten:
- Multimorbidität (gleichzeitiges Vorhandensein von mehreren Krankheiten)
- Chronischer Verlauf
- Langsamere Heilungsprozesse
- Veränderte Medikamentenverträglichkeit.

16. Was bedeutet der Begriff „Biomorphose" nach Max Bürger?

Biomorphose nach Max Bürger = Veränderungen des Körpers, der geistigen Fähigkeiten und der Seele über die gesamte Lebensspanne hinweg.

17. Wie können Sie das subjektive Alter feststellen?

Das subjektive Alter kann ich erfragen: Fragen, wie alt sich der Mensch fühlt; Fragen, nach der Lebensbilanz.

18. Wie können Sie das psychologische Alter bestimmen?

Das psychologische Alter lässt sich anhand der geistigen und emotionalen Leistungsfähigkeit eines Menschen einschätzen. Hierbei spielen z.B. demenzielle Entwicklungen oder Depressionen eine Rolle.

19. Wie können Sie das soziale Alter bestimmen?

Bei der Bestimmung des sozialen Alters ist entscheidend, ab wann die Gesellschaft einen Menschen als alt definiert. Dies geschieht z.B. durch die Festlegung des Renteneintrittsalters oder durch die Zuweisung bestimmter Rollen und Eigenschaften auf Grund des wahrgenommenen Alters eines Menschen. Dies wird u.a. sichtbar, wenn jüngere Menschen im Bus den Platz für einen älteren frei machen oder diesen als „alten Knacker" beschimpfen.

20. Warum ist es sinnvoll, Alter auf den verschiedenen Ebenen zu beschreiben? Bitte begründen Sie Ihre Meinung!

- Menschen altern auf verschiedenen Ebenen unterschiedlich (☞ Frage 5: Multidimensionalität). So kann jemand körperlich schon sehr gealtert sein (☞ Frage 13: biologisches Alter), sich aber immer noch relativ jung fühlen (☞ Frage 17: subjektives Alter).
- Menschen können sich auf den verschiedenen Ebenen in unterschiedliche Richtungen entwickeln (☞ Frage 5: Multidirektionalität). So können die Muskelkraft und die Beweglichkeit abnehmen, die sozialen Fähigkeiten oder Altersweisheit aber noch zunehmen.
- Zwischen den alten Menschen gibt es große Unterschiede, so dass man nicht alle mit demselben Maß messen kann (☞ Frage 5: interindividuelle Variabilität). So sind z. B. einige 80-Jährige biologisch gesehen kaum gealtert und noch rüstig, manche körperlich schon deutlich eingeschränkt, andere wiederum stark pflegebedürftig.
- Einschränkungen, die das Alter mit sich bringt, sind auch durch äußere Faktoren zu beeinflussen. Ein Mensch, der keine Treppen mehr laufen kann, ist „weniger alt" bzw. weniger durch sein Alter eingeschränkt, wenn er die Möglichkeit hat einen Lift zu benutzen (☞ Frage 5: Modifizierbarkeit).

21. „Das Alter kann durch äußere Faktoren und Einwirkungen beeinflusst werden." Ist diese Aussage richtig oder falsch? Bitte begründen Sie ihre Meinung!

Die Aussage ist richtig.
Körperliche und geistige Einschränkungen können durch äußere Hilfsmittel abgeschwächt oder behoben werden. Die Kompetenz eines Menschen ist immer abhängig von seinen eigenen Fähigkeiten auf der einen und den Ressourcen und Möglichkeiten der Umwelt auf der anderen Seite (☞ Frage 5: Modifizierbarkeit).
Beispiel: Durch den Einsatz von Klettverschlüssen an der Kleidung können feinmotorische Defizite ausgeglichen werden. Das selbstständige An- und Auskleiden des Betroffenen ist dadurch weiterhin möglich.

22. Was versteht man unter Ganzheitlichkeit oder Holismus?

Ganzheitlichkeit oder Holismus = die Auffassung, dass der Mensch als Einheit von körperlichen, geistigen und seelischen Anteilen betrachtet werden muss. Diese Teile stehen in ständiger Wechselbeziehung zueinander sowie zur Umwelt.

1.2.2 Altersmodelle

23. Lange wurde Altern gleichgesetzt mit einem Abbau der Leistungsfähigkeit, die alle Menschen irgendwann einmal trifft. Wie nennt man diese Modellvorstellung vom Altern?

Die Modellvorstellung, dass Altern gleichzusetzen ist mit dem Abbau der Leistungsfähigkeit nennt man Defizitmodell.

24. Was sagt das Defizit-modell aus?

Das Defizitmodell besagt, dass Alter einem physischen, psychischen, geistigen und sozialen Abbau entspricht.

25. Was sagt das Kompe-tenzmodell des Alters aus?

Die Erweiterung von Fähigkeiten ist auch im hohen Lebensalter möglich. Die Kompetenz hängt ab von den Fähigkeiten einer Person und den Ressourcen ihrer Umwelt. Die Gestaltung der eigenen Lebenssituation trägt zu einer hohen Lebenszufriedenheit bei.

26. Wovon hängt die Kompe-tenz eines Menschen ab?

Die Kompetenz eines Menschen hängt von den Fähigkeiten und Defiziten einer **Person** sowie von den Ressourcen, Grenzen und Möglichkeiten ihrer **Umwelt** ab.

27. Wenn wir mit alten Men-schen arbeiten, ist es wich-tig deren Lebensqualität möglichst lange zu erhalten oder sogar zu verbessern. Allerdings gibt es unter-schiedliche Theorien dazu, wie Lebenszufriedenheit im Alter erreicht werden kann. Nennen Sie drei wichtige Theorien und beschreiben Sie mit eigenen Worten, was diese im Hinblick auf die Lebens-zufriedenheit aussagen!

Drei Theorien zur Lebenszufriedenheit:
- Aktivitätstheorie: Aktivität(-ssteigerung) erhält bzw. erhöht die Lebenszufriedenheit.
- Disengagementtheorie: Rückzug aus sozialen Kontakten, Verpflichtungen und Aufgaben erhalten bzw. erhöhen die Lebenszufriedenheit.
- Kontinuitätstheorie: Weitermachen mit vertrauten Tätigkeiten, das Beibehalten von Kontakten, alles Gleichbleibende erhält bzw. erhöht die Lebenszufriedenheit.

28. Welches sind die wesent-lichen Kritikpunkte an der Aktivitätstheorie?

Kritikpunkte der Aktivitätstheorie (☞ Frage 27):
- Bedürfnisse alter Menschen werden verallgemeinert
- Theorie trifft nicht auf alle alten Menschen zu
- Rückzug und Verlangsamung werden als angemessene Verhaltensweisen alter Menschen nicht berücksichtigt
- Nichtbeachtung von körperlichen, geistigen, sozialen, ökonomischen und ökologischen Einschränkungen
- Aktivität um jeden Preis.

29. Welches sind die wesent-lichen Kritikpunkte an der Disengagementtheorie?

Kritikpunkte der Disengagementtheorie (☞ Frage 27):
- Bedürfnisse alter Menschen werden verallgemeinert
- Theorie trifft nicht auf alle alten Menschen zu
- Abbau von Fähigkeiten wird überbewertet
- Aktivität im Alter ist damit „unnormal"
- Nach diesem Modell wäre Aktivierung und aktivierende Pflege gar nicht nötig.

30. Welches sind die wesentlichen Kritikpunkte an der Kontinuitätstheorie?

Kritikpunkte der Kontinuitätstheorie (☞ Frage 27):
- Bedürfnisse alter Menschen werden verallgemeinert
- Theorie trifft nicht auf alle alten Menschen zu
- Möglichkeit zur Kontinuität ist auch von der Umwelt abhängig.

31. Warum ist es so schwer, eine allgemeingültige Theorie für das Gelingen des Alterns aufzustellen?

Das Erstellen einer allgemeingültigen Alterstheorie ist aus verschiedenen Gründen problematisch:
- Große Unterschiede zwischen alten Menschen (☞ Frage 5: interindividuelle Variabilität)
- Unterschiedliche Lebensbedingungen (☞ Frage 5: Modifizierbarkeit durch äußere Faktoren)
- Altern findet auf verschiedenen Ebenen statt (☞ Frage 5: Multidimensionalität)
- Altern kann sich auf den verschiedenen Ebenen in unterschiedliche Richtungen entwickeln (☞ Frage 5: Multidirektionalität)
- Sich veränderndes Bild alter Menschen in der Gesellschaft (☞ Frage 19: soziales Alter).

1.2.3 Altern in der Gruppe

32. Was versteht man unter „Fremdbild"? Nennen Sie ein typisches Fremdbild alter Menschen!

Fremdbild = alle Eigenschaften, die man anderen Menschen zuschreibt; Bild, das man sich von anderen Menschen macht, z. B. alte Menschen sind schlechte Autofahrer, geizig, weise, gerne mit Enkeln zusammen. Werden anderen Menschen diese Eigenschaften nur auf Grund der Zugehörigkeit zu einer sozialen Gruppe zugeschrieben, spricht man von Stereotypen (☞ Frage 37).

33. Was versteht man unter „Selbstbild"?

Selbstbild = Eigenschaften, die ich mir als Person zuschreibe; Bild, das man von sich selbst hat. „Ich bin …" Das Selbstbild kann stark vom Fremdbild anderer Menschen (☞ Frage 32) bzw. von gesellschaftlichen Stereotypen (☞ Frage 37) beeinflusst werden.

34. Wie hat sich das Selbstbild alter Menschen in den letzten Jahrzehnten verändert?

Veränderungen im Selbstbild alter Menschen:
- Verschiedene Lebensformen im Alter möglich
- Altwerden ist „normal" geworden
- Mehr aktive Gestaltungsmöglichkeiten
- Alte Menschen verschaffen sich gesellschaftlich Gehör
- Mehr Forderungen nach Selbstständigkeit und Selbstbestimmung.

35. Wie verhält sich das Selbstbild alter Menschen zu dem Fremdbild, das in der heutigen Gesellschaft vorherrschend ist? Nennen Sie drei Merkmale!

Vergleicht man das Selbstbild alter Menschen und das Fremdbild, so fallen folgende Merkmale auf:

- Alte Menschen sehen sich selbst z.B. positiver, jünger, vitaler oder kompetenter, als ihnen dies von außen zugeschrieben wird.
- Das Fremdbild ist umso positiver, je älter die Menschen sind, die zu den Eigenschaften alter Menschen befragt werden. Bei jungen Menschen ist dies am negativsten.
- Das Fremdbild wird außerdem immer dann positiver, wenn Menschen nach einer bestimmten alten Person gefragt werden, die sie kennen und die ihnen nahe steht. So urteilen Enkel z.B. sehr positiv über die eigenen Großeltern, äußern sich aber kritischer, wenn sie alte Menschen im Allgemeinen beurteilen sollen.

36. Was versteht man unter „Vorurteilen"?

Relativ stabile, negative Einstellungen gegenüber Menschen oder Gruppen.

37. Was versteht man unter Altersstereotypen?

Relativ stabile, vereinfachende, positive oder negative Zuschreibungen von Eigenschaften und Merkmalen alter Menschen, die von vielen geteilt werden. Sie können sich in Überzeugungen, Gefühlen und Handlungen äußern und im Sinne von „Sich-Selbst-Erfüllenden-Prophezeiungen" wirksam werden (☞ Frage 41). Außerdem können Altersstereotype deutliche Auswirkungen auf das Selbstbild (☞ Frage 33) alter Menschen haben.
Beispiel: Großeltern lieben ihre Enkel, sind weise, gelassen oder alte Menschen sind stur, haben keine sexuellen Wünsche mehr.

38. Wie wirken Stereotype auf die Wahrnehmung?

Stereotype wirken sich auf die Wahrnehmung aus:

- Durch Vereinfachung von Gegebenheiten ist schnelleres Orientieren, Handeln und Urteilen möglich.
- Durch die Vereinfachung kommt es aber auch zu Wahrnehmungsverzerrungen und Urteilsfehlern.

39. Welche Auswirkungen können Altersstereotype auf alte Menschen haben? Beschreiben Sie dies anhand eines Beispiels aus der Altenpflege!

- Übernahme der Altersstereotype „Alter = Abbau" von Seiten des alten Menschen (Übernahme in das Selbstbild: ☞ Frage 33) führt dazu, dass er sein Leben nicht mehr aktiv gestaltet, keine Zukunftspläne mehr schmiedet, sich in sein Schicksal fügt.
Beispiel: Ein 65jähriger empfindet den Übertritt in den Ruhestand als Zeichen des Altwerdens. Das ist für ihn auf Grund des gesellschaftlichen Stereotyps mit den Vorstellungen von Wertlosigkeit und baldigem Lebensende verbunden. Auf Grund dessen gibt er mit der Pensionierung nun alle Verpflichtungen, Interessen, Hobbies und sozialen Kontakte auf. Er betreibt auch keine Gesundheitsvorsorge mehr.

- Übernahme der Altersstereotype „Alter = Abbau" von Seiten der Pflegefachkraft führt zu Einschränkung der aktivierenden Pflege. Es kommt zum Verlust von sozialen Rollen alter Menschen, was wiederum zu Sich-Selbst-Erfüllenden-Prophezeiungen (☞ Frage 41) führt.
  Beispiel: „Dement" wird als Etikett verwendet und gleichgesetzt mit „bekommt nichts mehr mit" (Stereotyp). Als Folge davon werden Pflegehandlungen nicht mehr erklärt oder angekündigt (Handlung). Der nasse Waschlappen trifft ohne Ankündigung das Gesicht des Pflegebedürftigen. Der Pflegebedürftige reagiert verwirrt oder aggressiv (soziale Rolle). Dies wird als Beweis für die Demenz angesehen (Sich-Selbst-Erfüllende-Prophezeiung).

40. Was sind die typischen Merkmale von Stigmatisierungsprozessen? Nennen Sie drei wichtige Merkmale!

Merkmale von Stigmatisierungsprozessen sind:
- Mit wenigen Beobachtungen und Etiketten können vollständige Erklärungen von Handlungszusammenhängen gemacht werden. Von einem Merkmal wird auf andere geschlossen (Generalisierung).
- Beobachtungen, die nicht ins Schema passen, werden als „unnormal" interpretiert und durch die Eigenarten der Person begründet. Eine Veränderung des Schemas wird nicht vorgenommen (Individualisierung).
- Auch die eigene Person wird an diesem Schema gemessen.

41. Was versteht man unter dem Phänomen der „Sich-Selbst-Erfüllenden-Prophezeiung" (self-fulfilling prophecy)? Geben ein Beispiel dafür an!

Durch Erwartungshaltungen und Etikettierungen wird das Verhalten im Sinne einer Rollenerwartung beeinflusst = self-fulfilling-prophecy.
Beispiel: Wenn ich schon oft gehört habe, dass ich ein Versager bin, werde ich an die Abschlussprüfungen keine großen Erwartungen knüpfen. Ich lerne unkonzentrierter, weniger und unmotivierter, weil das Ergebnis ja sowieso schon feststeht. So kommt es allein durch diese Grundhaltung zu schlechteren Prüfungsergebnissen.
Beispiel: Erwartung der Pflegefachkräfte gemäß des Defizitmodells „Alter = Abbau" (☞ Frage 24) führt dazu, dass keine aktivierende Pflege mehr geleistet wird. So gehen Ressourcen alter Menschen verloren.

42. Was versteht man unter „Normen"?

Unter Normen versteht man:
- Regeln, die das Verhalten von Mitgliedern einer Gruppe bestimmen.
- Je nach Ausmaß ihrer Verbindlichkeit unterscheidet man zwischen **Muss-, Soll- und Kann-Normen.**
- Sie können bewusst (z. B. vertraglich festgelegt) oder unbewusst (aus Gewohnheit) entstanden sein.
- Bei der Verletzung von Normen können **Sanktionen** (Bestrafungen oder unangenehme Konsequenzen) erfolgen, um die Übereinstimmung mit den Gruppenregeln (**Konformität**) wieder zu erreichen.

43. Nennen Sie je ein Beispiel für Muss-, Soll- und Kann-Normen aus ihrem Arbeitsalltag!

Beispiele für Normen im Arbeitsalltag sind:
- Muss-Norm: Ich muss pünktlich zur Arbeit kommen.
- Soll-Norm: Ich sollte freundlich mit den Anderen umgehen.
- Kann-Norm: Ich kann bei der Gestaltung des Gemeinschaftsraumes in meiner Freizeit mithelfen.

44. Was versteht man unter „Rolle"?

Rolle = Verhaltenserwartung in einem bestimmten sozialen Kontext. Rollen können durch eine **formelle** Aufgabe (z. B. Verhalten als Pflegefachkraft, Schüler) vorgegeben sein oder sich **informell,** im Rahmen bestimmter Beziehungen entwickeln (z. B. Klassenclown).

45. Zeigen Sie anhand eines Beispiels, wie eine Pflegefachkraft in einen Intrarollenkonflikt kommen kann!

Intrarollenkonflikt = unterschiedliche Anforderungen innerhalb einer Rolle einer Person.
Beispiel: Sie wollen sich in der Anleitung anderer Schüler gerne Zeit lassen, weil diese davon nur profitieren können. Gleichzeitig sehen Sie, wie viel Arbeit in der Pflege noch zu tun ist, so dass sie eigentlich schneller arbeiten müssten.

46. Zeigen Sie anhand eines Beispiels, wie eine Pflegefachkraft in einen Interrollenkonflikt kommen kann!

Interrollenkonflikt = unterschiedliche Anforderungen von verschiedenen Rollen einer Person.
Beispiel: In der Pflege ist im Spätdienst jemand ausgefallen. In der Rolle als zuverlässige Pflegefachkraft sollte Martina Meier also länger in der Arbeit bleiben, um den Ausfall zu überbrücken. In der Rolle als gute Mutter sollte sie aber nachmittags auch zu Hause sein, weil sie ihren Kindern versprochen hat, mit ihnen etwas zu unternehmen.

47. Warum kann der Übergang in den Ruhestand ein kritisches Ereignis im Leben alter Menschen sein? Geben Sie fünf verschiedene Gründe dafür an!

Der Übergang in den Ruhestand kann ein kritisches Ereignis sein auf Grund von:
- Wegfall der Tagesstruktur
- Verringerung sozialer Kontakte
- Verringerung von Reizen
- Finanzielle Einschränkungen
- Verlust von Status und Anerkennung
- Veränderung der Rollen in Partnerschaft und Familie
- Altersstereotype greifen (☞ Frage 37 und 39).

48. Mit dem Eintritt in den Ruhestand sind in der Regel verschiedene Rollenwechsel (☞ Frage 44) verbunden. Warum können diese für einen Menschen problematisch sein?

Gründe, warum Rollenwechsel beim Eintritt in den Ruhestand schwierig sein kann:

- Rollenwechsel ist nicht freiwillig
- Neue Rolle hat niedrigeren Status
- Eigene Erwartung und äußere Erwartung an die Rolle weichen voneinander ab
- Vorher keine Auseinandersetzung mit der neuen Rolle
- Keine Vorbilder, wie diese Rolle gut gelebt werden kann
- Überschneidung mit den Rollen Anderer.

49. Wie kann der Übergang in den Ruhestand unterstützt werden? Nennen Sie fünf verschiedene Maßnahmen!

Unterstützungsmöglichkeiten beim Übergang in den Ruhestand:

- Vorbereitung auf die neue Lebensphase
- Suchen neuer Ziele und Aktivitäten
- Auseinandersetzung mit Verlusten
- Auseinandersetzung mit Gewinnen
- Absprache über neue Aufgabenverteilung in der Familie
- Schon vor Eintritt in den Ruhestand neue Aufgaben beginnen
- Tagesstrukturierung
- Soziale Kontakte pflegen oder neu aufbauen
- Finanzielle Möglichkeiten erkennen.

50. Erklären Sie den Ansatz des „symbolischen Interaktionismus" anhand eines Beispiels!

Der Ansatz des „symbolischen Interaktionismus" (nach Goffmann) geht davon aus, dass Verhalten von Menschen nicht bloße Reaktionen auf das Verhalten anderer Menschen sind, sondern Reaktionen auf die Bedeutung, die ich dem Verhalten zuspreche. Nicht das tatsächliche Erleben, sondern die Interpretation und Bewertung dessen beeinflusst die Reaktion darauf.
Beispiel: Ein pflegebedürftiger Mensch hat als Nebenwirkung von Neuroleptika eine starke motorische Unruhe. Er trippelt ständig. Die schizophrenen Störungen sind unter dem Einfluss der Medikamente schon längst abgeklungen. Außenstehende sehen allerdings nur das ungewöhnliche Verhalten und interpretieren darein die Eigenschaften „geistige Störung", „nicht zurechnungsfähig", „verrückt" und meiden den Kontakt.

51. Was versteht man unter Sozialisation?

Unter Sozialisation versteht man:

- Prägung des Individuums durch die Einflüsse des sozialen Umfeldes, der Gesellschaft und der Kultur
- Vermittlung von Normen und Werten
- Einordnung in gesellschaftliche Positionen und Rollen (☞ Frage 44)
- Lebenslanger Prozess.

52. Welche prägenden Einflüsse kommen in den vier Sozialisationsphasen zum Tragen?

In den vier Sozialisationsphasen kommen folgende Einflüsse zum Tragen:
- Primärsozialisation: Familie prägt in den ersten Lebensjahren wichtige Verhaltensmuster sowie emotionale und soziale Kompetenzen
- Sekundärsozialisation: Erwerb von Kulturtechniken (Schreiben, Lesen, Gruppenverhalten) in Kindergarten und Schule
- Tertiärsozialisation: Entwicklung und Veränderungen im mittleren Lebensalter durch Beruf, Familie, Freundeskreis
- Quartärsozialisation: Umgang mit Verlusten und sich verändernden Lebensbedingungen im höheren Lebensalter.

53. Nennen Sie wichtige Sozialisationsinstanzen!

Wichtige Sozialisationsinstanzen sind Familie, Kindergarten, Schule, Kirche, Staat, Arbeitswelt etc.

54. Was versteht man unter dem Begriff „Gruppe"?

Gruppe = Soziale Struktur von Menschen, die untereinander in einer bestimmten Beziehung stehen und Einfluss aufeinander ausüben.

55. Was versteht man unter einer „formellen" Gruppe?

Formelle Gruppe = Gemeinschaft von Menschen, deren Beziehungen bestimmten Zielen dienen und die durch feste Regeln geprägt sind, z. B. Team, Klasse, Partei.

56. Was versteht man unter einer „informellen" Gruppe?

Informelle Gruppe = Gemeinschaft von Menschen, deren Beziehungen keinem festen Ziel dienen und die flexiblen Regeln unterliegen. Meist handelt es sich um persönliche Kontakte, z. B. Familie, Tanzkreis, Taubenzüchterverein.

57. Was versteht man unter einer „Primärgruppe"?

Primärgruppe = Eher kleiner Kreis von Menschen, die eng, meist emotional aufeinander bezogen sind und nicht beliebig durch andere ersetzt werden können, z. B. Familie.

58. Was versteht man unter einer „Sekundärgruppe"?

Sekundärgruppe = Soziale Gruppe; Menschen, die zu einem bestimmten Ziel und für definierte Aufgaben, nach festen Regeln zusammen kommen. Mitglieder sind austauschbar, es handelt sich eher um sachliche Beziehungen, z. B. Arbeitsteam, Schulklasse.

59. Nennen Sie die Phasen der Gruppenbildung!

Gruppenbildung verläuft in Phasen der
- Fremdheit
- Orientierung
- Vertrautheit
- Konformität
- Auflösung.

1.2.4 Altern als Individuum

60. Welche drei grundlegenden Modelle gibt es, um die Entwicklung von Menschen und deren Persönlichkeit zu erklären?

Modelle zur Beschreibung der Persönlichkeitsentwicklung:
- Anlagemodelle: Endogene Faktoren (Gene, biologische Reifungs- und Steuerungsprozesse, Triebe) sind entscheidend, z. B. Modelle von Eysenck oder Freud
- Umweltmodelle: Exogene Faktoren (Umwelt, Erziehung, Lebenserfahrungen, v. a. kritische Lebensereignisse) prägen den Menschen, z. B. Modelle aus der Lernpsychologie
- Mischmodelle: Endogene und exogene Faktoren wirken beide auf die Persönlichkeit, z. B. Modelle von Guilford, Maslow.

61. Welche fünf Bedürfnisstufen nennt Maslow in seinem Modell?

Maslow definiert in seinem Bedürfnismodell:
- Physiologische Bedürfnisse
- Sicherheitsbedürfnisse
- Soziale Bedürfnisse
- Wertschätzung bzw. Ich-Bedürfnisse
- Selbstverwirklichung.

62. Was versteht Maslow unter Defizitmotivation?

Defizitmotivation nach Maslow meint:
- Der Mensch strebt danach, Einschränkungen der physiologischen Bedürfnisse und der Sicherheitsbedürfnisse zu beseitigen
- Ziel: Spannungen beseitigen
- Grundhaltung: Angst und Rückzug
- Exogener (= von außen angeregter) Entwicklungsantrieb.

63. Was versteht Maslow unter Wachstumsmotivation?

Unter Wachstumsmotivation versteht Maslow:
- Der Mensch strebt danach, die Erfüllung sozialer Bedürfnisse, von Wertschätzung und Selbstverwirklichung weiter voran zu treiben
- Ziel: Spannungen zur Erreichung eigener Ziele herstellen
- Grundhaltung: Offenheit und Mut
- Endogener (= von innen angeregter) Entwicklungsantrieb.

64. Von der Altenpflege sagt man manchmal, sie arbeite nach dem Prinzip „satt und sauber". Welche Bedürfnisse nach Maslow werden damit erfüllt?

Pflege nach dem „satt und sauber"-Prinzip erfüllt:
- Physiologische Bedürfnisse
- Sicherheitsbedürfnisse.

65. Welche Aspekte sollten in Anlehnung an Maslow in der Pflege darüber hinaus eine Rolle spielen? Geben Sie jeweils Beispiele dazu an, wie diese Bedürfnisse in der Pflege umgesetzt werden können!

In Anlehnung an Maslow sollten in der Pflege folgende Bedürfnisse eine Rolle spielen:
- Soziale Bedürfnisse: Beschäftigungsangebote, gemeinsame Unternehmungen, Gespräche
- Wertschätzung: Verständnis der Pflegefachkräfte für die Lebenssituation der alten Menschen, Würdigung der Fähigkeiten oder der erbrachten Leistungen
- Selbstverwirklichung: Erfüllung von Träumen und Wünschen.

66. Welche Entwicklungsaufgaben haben Menschen im höheren Erwachsenenalter nach der Theorie von Erikson?

Bewältigung von Ich-Integrität statt Verzweiflung als Entwicklungsaufgabe im höheren Lebensalter. Dazu gehört:
- Versöhnung mit der eigenen Lebensgeschichte (alles war gut so, wie es war)
- Zu einer positiven Lebensbilanz kommen
- Loslassen können.

67. Was versteht man unter „kritischen Lebensereignissen"?

Kritische Lebensereignisse sind:
- Einschneidende Ereignisse im Lebenslauf, die mit besonders starken Gefühlen (positiv oder negativ) verbunden sind, oft Stress erzeugen, unvorhergesehen eintreffen und nicht kontrolliert werden können.
- Meist sind sie mit nachhaltigen Veränderungen der Lebensgewohnheiten verbunden, z.B. Scheidung, Tod, Verluste, Krankheit, Kriegserlebnisse.

68. Was besagt das SOK-Modell von Baltes?

Nach dem SOK-Modell gibt es drei Strategien, wie alte Menschen Veränderungen und Einschränkungen durch das höhere Lebensalter ausgleichen können:
- **S**elektion: Konzentration auf die wesentlichen Bereiche
  Beispiel: Es werden nur noch bestimmte Teile der Hausarbeit selbst ausgeführt, zum Putzen und Bügeln wird eine Haushaltshilfe engagiert.
- **O**ptimierung: Die ausgewählten Bereiche werden durch gezieltes Üben mehr trainiert
  Beispiel: Lange Spaziergänge fallen weg. Der Weg zum Einkaufen wird aber täglich gemacht, auch wenn es mühsam ist.
- **K**ompensation: Ausgleich von Verlusten durch Fähigkeiten in anderen Bereichen oder durch Hilfsmittel, damit Kompetenzen aufrechterhalten werden können
  Beispiel: Anschaffung eines Gehwagens, damit das Einkaufen nach wie vor möglich bleibt.

69. Was macht die Lebenserfahrung alter Menschen aus?

Bausteine der Lebenserfahrung:
- Selbsterkenntnis
- Menschenkenntnis
- Handlungswissen
- Einsicht in Lebenszusammenhänge (Weisheit).

70. Warum ist der Lebensrückblick für alte Menschen wichtig? Nennen Sie vier Funktionen!

Funktionen des Lebensrückblicks:
- Lebensbilanzierung
- Bewältigung alltäglicher Veränderungen
- Identitätserhaltung
- Sinnfindung.

71. Was sind die Aussagen der „kognitiven Theorie" von Thomae?

Nicht das Ereignis an sich ist belastend, sondern wie ein Mensch es **interpretiert.**
Dies ist abhängig von seinen Bedürfnissen und von der **Motivation** zu einer neuen Interpretation.
Beispiel: Krankheit kann als Hilfe zur Änderung des Lebensstils angesehen werden oder helfen, einen neuen Lebenssinn zu finden.

72. Was versteht man unter „kognitiver Umstrukturierung"?

Kognitive Umstrukturierung = Form psychischer Verarbeitung: Möglichkeit zur Bewältigung kritischer Lebensereignisse durch eine andere Interpretation der Ereignisse, Betonung der positiven Seiten eines Erlebnisses.

73. Welche Formen der „Identität" werden nach Goffman unterschieden?

Identitätsformen nach Goffman:
- Persönliche Identität
- Soziale Identität
- Innere Identität.

74. Was ist der Unterschied zwischen persönlicher und innerer Identität?

Unterscheidung von persönlicher und innerer Identität:
- Innere Identität = Bild von sich selbst
- Persönliche Identität = das, was die Person von sich nach außen hin zeigt (z. B. Verhalten, Interessen).

75. Was versteht man unter „sozialer Identität"?

Soziale Identität = Zugehörigkeit zu einer sozialen Gruppe; damit ist die Zuweisung bestimmter Merkmale und Eigenschaften verbunden.

76. Welche Entwicklungsaufgaben müssen alte Menschen bewältigen?

Entwicklungsaufgaben alter Menschen:
- Verlust körperlicher oder psychischer Gesundheit
- Verlust sozialer Beziehungen
- Verlust des vertrauten Umfeldes
- Auseinandersetzung mit Lebenszielen und Lebensbilanz
- Sinnfindung
- Auseinandersetzung mit dem Ende des Lebens
- Akzeptieren der eigenen Biographie.

77. Wodurch wird die individuelle Entwicklung eines Menschen, auch im höheren Lebensalter, gesteuert?

Die individuelle Entwicklung eines Menschen wird gesteuert durch ein Zusammenspiel aus **endogenen** (= inneren) und **exogenen** (= äußeren, Umwelt-) Faktoren.

78. Was versteht man unter Biographie?

Biographie lässt sich definieren als Lebensgeschichte: Dazu zählen körperliche (z. B. Krankheiten, Unfälle), geistige (z. B. Bildung, berufliche Tätigkeiten) und seelische (z. B. Werte, Verletzungen, Hoffnungen, Glückserfahrungen) Entwicklungsprozesse, Beziehungs- und Familienthemen, Wohnbiographie, Bildungsbiographie sowie Erlebnisse und geschichtliche Entwicklungen (z. B. Kriegserlebnisse, Verluste).

79. Was ist der Unterschied zwischen inneren und äußeren Biographieaspekten?

Unterscheidung von inneren und äußeren Biographieaspekten:
- Äußere = Ereignisse, die eine Person erlebt hat (z. B. Krieg, Hochzeit)
- Innere = Bewertung und Empfindung äußerer Ereignisse (z. B. Angst, Belastung, Glück, Wichtigkeit).

80. Warum ist die Kenntnis der Biographie in der Pflege von großer Bedeutung?

Die Biographie eines Menschen zu kennen bedeutet in der Pflege:
- Verstehen der Person, ihrer Probleme, Ressourcen und Gewohnheiten
- Möglichkeiten der Beziehungsgestaltung
- Möglichkeiten für Angebote
- Förderung der Person und Erkennen von Veränderungen
- Ausdruck von Identität
- Möglichkeit des Gedächtnistrainings.

81. Wie können Sie biographisches Arbeiten anregen? Geben Sie fünf verschiedene Möglichkeiten dazu an!

Biographisches Arbeiten kann angeregt werden durch:
- Gespräche
- Erzählrunden, z. B. zu Themen wie Jahreszeiten oder Feste
- Fotos
- Alltagsgegenstände
- Phantasiereisen
- Theatergruppen
- Historische Dokumente oder Gegenstände
- Musik
- Bekannte (Arbeits-)Materialien.

82. Warum ist Biographiearbeit für Menschen mit Demenz besonders geeignet? Nennen Sie fünf Argumente, die dafür sprechen!

Bedeutung von Biographiearbeit für Menschen mit Demenz:
- Kompetenzen, die noch erhalten sind, werden gestärkt
- Schafft Erfolgserlebnisse
- Fördert Identität und Selbstwertgefühl
- Regt Gefühle an
- Verbessert die Beziehung zwischen Pflegebedürftigem und Pflegefachkraft.

83. Nennen Sie sechs typische Wünsche und Bedürfnisse alter Menschen!

Alte Menschen haben häufig den Wunsch nach:
- Selbstständigkeit
- Gesundheit
- Familie
- Partnerschaft
- Sozialen Kontakten
- Anregung und Beschäftigung
- Sinnerleben
- Finanzieller Sicherheit
- Gutem Umfeld und Wohnen
- Raum für Auseinandersetzung mit dem Sterben.

84. Nennen Sie sechs typische Ängste alter Menschen!

Alte Menschen haben häufig Angst vor:
- Hilfs- und Pflegebedürftigkeit
- Abhängigkeit
- Krankheit
- Schmerzen
- Verlusten (z. B. persönlich, sozial, finanziell)
- Einsamkeit.

1.3 Fragen zu Handlungssituationen

Fall 85

Frau Mutig ist 82 Jahre alt. Seit ihr Mann gestorben ist, lebte sie allein in einem Einfamilienhaus am Stadtrand. Sie versorgte ihren Haushalt selbstständig. Die Arbeit im Garten wurde zwar immer beschwerlicher, bereitete ihr aber große Freude.

Die einzige Tochter wohnt mit ihrer Familie 200 km weit entfernt und stand mit der Mutter täglich in Telefonkontakt. Frau Mutig erhielt regelmäßig Besuch von einer Nachbarin und von Frauen aus der Kirchengemeinde, der sie sich verbunden fühlte.

Vor drei Monaten erlitt sie einen Schlaganfall und konnte auf Grund einer linksseitigen Hemiparese sowie leichten Sprachstörungen (Broca-Aphasie) nicht mehr nach Hause zurück. Die Pflege konnte weder durch die Nachbarn noch durch einen ambulanten Dienst gewährleistet werden. Da sie der Tochter nicht zur Last fallen und an ihrem Heimatort bleiben wollte, stimmte sie dem Umzug in ein Seniorenheim zu.

Frau Mutig ist nun unmittelbar nach der Reha dort eingezogen. Sie hat Möbel aus der eigenen Wohnung mitgebracht. Die Tochter war in den ersten Tagen des Umzugs vor Ort. Nun ist Frau Mutig bereits zwei Wochen im Seniorenhaus. Bisher hat sie sich vorwiegend in ihrem Zimmer aufgehalten. Sie weint viel und ist oft niedergeschlagen. An Gruppenangeboten hat sie noch nicht teilgenommen.

85.a Im holistischen Pflegeverständnis geht man davon aus, dass die Situation eines alten Menschen nicht nur von seinen körperlichen Möglichkeiten abhängig ist. Zeigen Sie am Beispiel von Frau Mutig, welche psychischen und sozialen Faktoren ihre derzeitige Lebenssituation kennzeichnen!

Ausgehend vom holistischen Pflegeverständnis kennzeichnen auch folgende Faktoren die derzeitige Lebenssituation von Frau Mutig:
- Psychisch: Niedergeschlagenheit, evt. reaktive Depression, Angst vor neuem Umfeld, Verlusterleben (eigenes Haus, Gesundheit, Lebensgewohnheiten), Interesselosigkeit bzgl. Gruppenangeboten.
- Sozial: Verlust von sozialen Kontakten (Nachbarschaft, Gemeinde), Einschränkung der Kommunikationsmöglichkeiten durch Sprachstörung, Rückzug, noch keine Kontakte im Seniorenhaus, Abreise der Tochter.

85.b Wie können Sie auf die neue Lebenssituation von Frau Mutig eingehen? Geben Sie jeweils zwei Beispiele, wie Sie auf ihre psychischen und sozialen Bedürfnisse pflegerisch reagieren können!

Pflegende können auf die neue Lebenssituation von Frau Mutig folgendermaßen eingehen:
- Psychisch:
  - Frau Mutig nicht alleine lassen, wenn sie weint
  - Ihr Platz für ihre Trauer geben
  - Angebote zur Teilnahme am Gruppenleben machen
  - Sie in das Leben des Wohnbereiches mit einbeziehen
  - Die Angst vor dem Neuen nehmen (z. B. durch Hausführungen, Bezugspflege).

- Sozial:
  - Frau Mutig zu Gruppenangeboten begleiten
  - Zunächst solche Angebote wählen, die sie interessieren (Garten, Gottesdienst).
  - Beschäftigungen anbieten, bei denen ihre Sprachstörung nicht im Vordergrund steht
  - Kenntnisse der Biographie sind dabei sehr wichtig.

85.c Die Aktivitätstheorie, die Disengagementtheorie und die Kontinuitätstheorie beschreiben unterschiedliche Möglichkeiten, wie die Lebenszufriedenheit im höheren Lebensalter hergestellt werden kann. Wie können sie nach diesen drei Theorien vorgehen, um das Wohlbefinden von Frau Mutig zu steigern?

Einflüsse auf das Wohlbefinden von Frau Mutig:

- Aktivitätstheorie: Um die Lebenszufriedenheit von Frau Mutig zu steigern, soll sie zu zusätzlichen Aktivitäten angeregt werden. Bringen Sie sie z.B. dazu, dem Hausmeister bei kleinen Gartenarbeiten zu helfen, täglich den Mittagstisch zu decken und die Vögel im Gemeinschaftsraum zu füttern.
- Disengagementtheorie: Um die Lebenszufriedenheit von Frau Mutig zu steigern, nehmen Sie ihr möglichst viele Aufgaben und Verpflichtungen ab. Sie soll z.B. nicht an sozialen Aktivitäten teilnehmen. Sie entlasten sie von allen Aufgaben.
- Kontinuitätstheorie: Um die Lebenszufriedenheit von Frau Mutig zu steigern, unterstützen Sie sie dabei, an alte Lebensgewohnheiten anzuknüpfen. So regen Sie sie dazu an, auch mal in den Garten zu gehen oder den Gottesdienst im Seniorenhaus zu besuchen.

85.d Die Interventionsgerontologie kennt vier Strategien: Optimierung, Prävention, Rehabilitation/ Therapie und Management. Wie könnten Sie diese Strategien im Fallbeispiel von Frau Mutig einsetzen? Geben Sie zu jeder Strategie zwei Beispiele an!

Strategien der Interventionsgerontologie:

- Optimierung: Verbesserung ihres körperlichen Zustandes durch gezielte Aktivierung (z.B. nach Bobath-Konzept); Verbesserung ihrer Fähigkeiten bei Grundpflege und Mobilität; Anbahnen von sozialen Kontakten im Wohnbereich.
- Prävention: Medikamentöse Behandlung (z.B. Marcumar) zur Vorbeugung weiterer Schlaganfälle; Gedächtnistraining zur Verhinderung von Gedächtnisabbau; Sturzprophylaxe auf Grund der Bewegungseinschränkungen (Hemiparese); Dekubitusprophylaxe, falls sie die meiste Zeit im Bett verbringen muss.
- Rehabilitation/Therapie: Gehtraining mit Hilfsmitteln zur Wiedererlangung von Mobilität; Esstraining zu Wiedererlangung selbstständiger Nahrungsaufnahme; Sprachtraining zur Wiedererlangung von Wortschatz und Ausdrucksfähigkeit.
- Management: Pflegeplanung erstellen; Kooperation mit Hausarzt, Krankengymnastik oder anderen Therapeuten; mit Frau Mutig Ziele festlegen.

85.e Wie könnte Frau Mutig durch kognitive Umstrukturierung die Veränderungen in ihrem Leben besser bewältigen?

Umdeutung negativer Ereignisse, indem sie die positiven Seiten der Veränderung sieht, z. B.:

- Sie hat Glück gehabt, da sie bei dem Schlafanfall auch hätte sterben können.
- Die Tochter kümmert sich besonders um sie.
- Die Pflegefachkräfte im Pflegeheim sind nett.
- Möglichkeit für neue Bekanntschaften im Pflegeheim.
- Sie hat vertraute Dinge aus ihrer Wohnung um sich.

85.f Nach dem Modell von Maslow strebt ein Mensch nach der Erfüllung unterschiedlicher Bedürfnisse. Nennen Sie diese und zeigen sie am Beispiel von Frau Mutig, wie sie diese von Seiten der Pflege unterstützen können!

Bedürfnisse nach Maslow:

- Physiologische Bedürfnisse: Unterstützung in der Körperpflege, auf Ernährung und Ausscheidung achten, evtl. Esstraining
- Sicherheitsbedürfnisse: Gehwagen anbieten; Einrichtung zeigen, damit sie weiß, wo sie ist und an wen sie sich wenden kann
- Soziale Bedürfnisse: Kontakte zu anderen Bewohnern herstellen, Sprachtraining und Hilfe bei der Kommunikation
- Wertschätzung: Frau Mutig in ihrer Trauer um die Verluste ernst nehmen, auf Wünsche und Bedürfnisse eingehen
- Selbstverwirklichung: Nach Träumen und Zielen fragen, evtl. Aufenthalt im Garten ermöglichen.

85.g Warum kann man beim Schlaganfall von Frau Mutig von einem kritischen Lebensereignis sprechen?

Die Erkrankung stellt ein kritisches Lebensereignis für Frau Mutig dar, denn sie

- Trat plötzlich und unvorhergesehen auf
- Ist mit großen Veränderungen und Verlusten verbunden (Gesundheit, Wohnung)
- Ist mit starken Gefühlen der Trauer und Niedergeschlagenheit verbunden
- Ist mit einer deutlichen Veränderung der Lebensgewohnheiten (Umzug ins Altenheim, Einschränkung der Mobilität und Sprache) verbunden.

85.h Wie könnte Frau Mutig nach dem SOK-Modell von Baltes die Veränderungen in ihrem Leben ausgleichen? Geben Sie zu jedem Aspekt ein konkretes Beispiel an!

Nach dem SOK-Modell von Baltes könnte Frau Mutig die Veränderungen in ihrem Leben ausgleichen durch:

- Selektion: Sie sucht sich nur noch einige Tätigkeiten, Kontakte oder Interessen aus, die für sie weiter wichtig sind und die sie verfolgt, z. B. pflegt sie nur noch den Kontakt zu ihrer alten Nachbarin, aber nicht mehr zur Kirchengemeinde. Oder: Sie will v. a. das selbstständige Fortbewegen mit einem Gehwagen wieder erlernen. Diese Übungen zieht sie den anderen Therapiemaßnahmen vor.
- Optimierung: Diesen Tätigkeiten, Kontakten oder Interessen widmet sie dafür viel mehr Zeit, z. B. telefoniert sie mit der Nachbarin drei Mal in der Woche. Oder: Die Übungen mit Gehwagen wiederholt sie jeden Tag.

- Kompensation: Sie versucht ihre Defizite auszugleichen, z. B. versucht sie ihre Sprachstörung auszugleichen, indem sie am Telefon nur einfache Themen bespricht, einfache Worte und kurze Sätze verwendet. Oder: Da sie sich mit dem Gehwagen noch nicht sicher fortbewegen kann, verwendet sie einen Rollstuhl.

85.i Sie wollen mit Frau Mutig biographieorientiert arbeiten. Für welche Dinge aus ihrem Leben interessieren Sie sich?

Aspekte aus dem Leben von Frau Mutig, die für die Biographiearbeit wichtig sind:

- Äußere Biographie: Geburtsdatum, Herkunftsfamilie, Beruf, Heirat, Geburt der Tochter, Kriegserlebnisse, Hausbau, Tod des Mannes, Krankheiten etc.
- Innere Aspekte: Vorlieben, Interessen, Ängste, Umgang mit dem Tod des Mannes, Verhältnis zur Tochter, Glücksmomente, Trauer etc.

85.j Um Frau Mutig aus ihrer Niedergeschlagenheit heraus zu holen, wollen Sie ihr biographieorientiert einige Beschäftigungsangebote zur Ablenkung machen. Nennen Sie drei Möglichkeiten, was Sie konkret anbieten würden?

Biographieorientierte Beschäftigungsangebote für Frau Mutig:

- Gespräch mit Frau Mutig über Interessen und Vorlieben
- Spazierfahrt durch den Garten
- Mit Bewohnern, die ähnliche Interessen haben, in Kontakt bringen
- Kleine Aufgaben im Rahmen der Hauswirtschaft geben (z. B. Wäsche falten, Tisch decken).

85.k Wie können sich Altersstereotype am Beispiel von Frau Mutig negativ auswirken? Geben Sie ein umfassendes Beispiel!

Negative Auswirkungen von Altersstereotypen:

- Sprachstörungen werden als geistige Störungen interpretiert:
  1. Stereotype Annahme, dass Menschen mit geistigen Einschränkungen keine befriedigenden sozialen Kontakte mehr haben können
  2. Umgang mit Frau Mutig wird vermieden oder ihr werden nur noch eingeschränkte Kompetenzen zugetraut
  3. Dadurch wird sie weniger von ihrer Umwelt einbezogen, erhält weniger Aufgaben
  4. Abbau von körperlichen, psychischen und sozialen Ressourcen.
- Auch andere Teufelskreise sind hier denkbar, z. B. im Hinblick auf Stereotype zu Menschen im Altenheim, alte Frauen, alte Menschen und Gehbehinderung.

2 Glaubens- und Lebensfragen

2.1 Themenübersicht

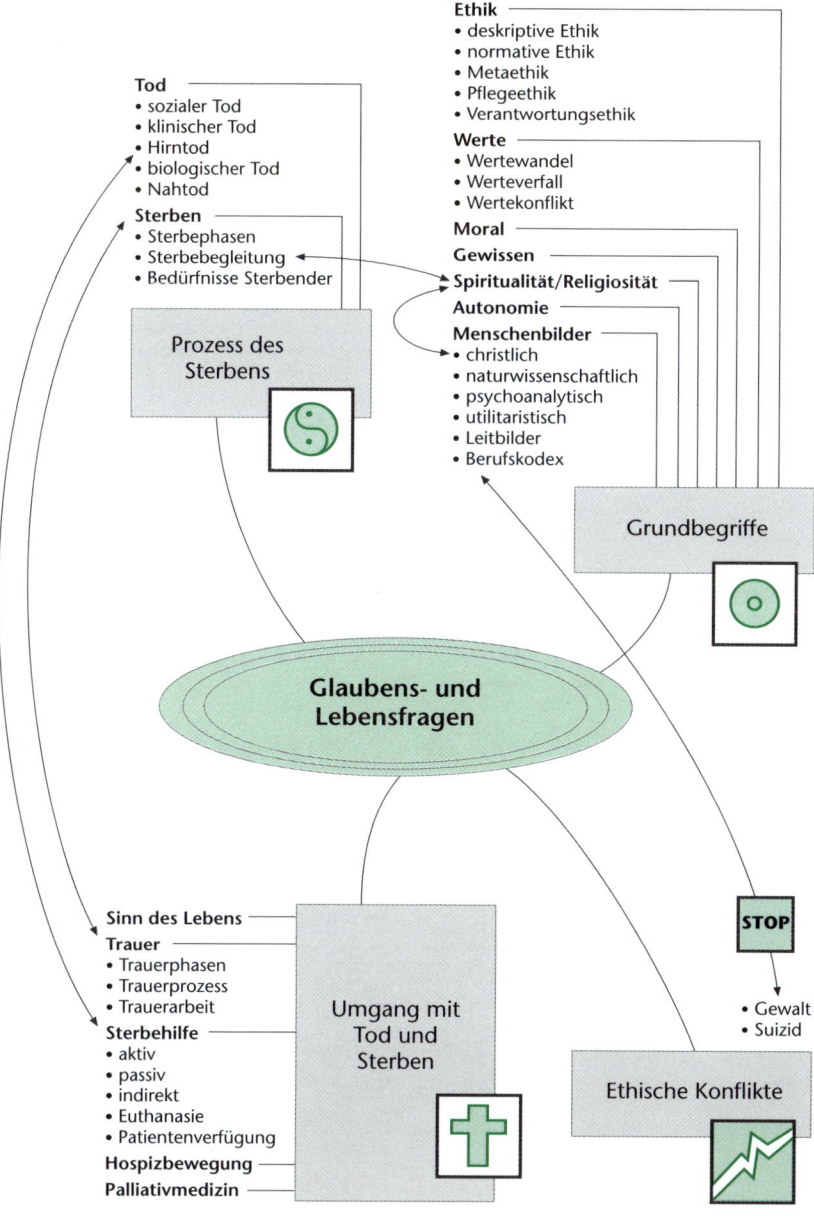

Abb. 4: Mindmap **„Glaubens- und Lebensfragen"**

2.2 Allgemeine Fragen

2.2.1 Grundbegriffe

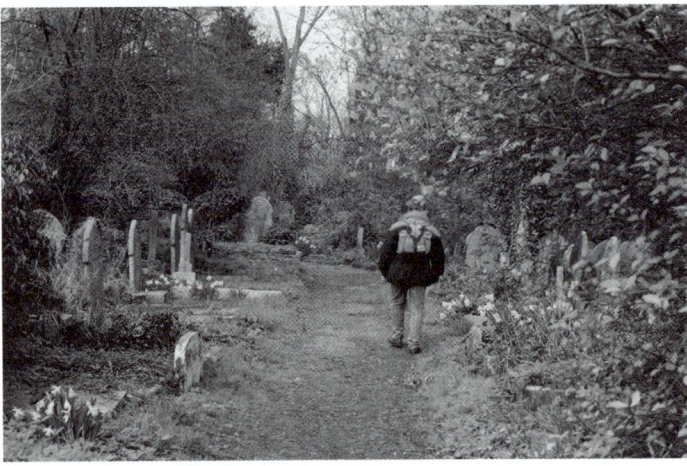

Abb. 5: Der häufige Umgang mit Sterbenden ist eine hohe Belastung für Altenpflege-
fachkräfte. Hilfreich ist es, wenn man sich mit dem eigenen Tod auseinander setzt, die
Gedanken und Ängste nicht verdrängt. [0148]

86. Was versteht man unter dem Begriff „Ethik"?

Ethik:
- Sittenlehre
- Macht Aussagen zu Lebenszielen, Grundsätzen der Lebensführung, -werten und -haltungen in Bezug auf Menschen und Natur
- Liefert keine fertigen Rezepte zu kritischen Lebenssituationen, sondern hilft bei der Abwägung von Interessen und Werten.

87. Nennen Sie vier Aufgaben, die „Ethik" hat!

Aufgaben von „Ethik":
- Betrachtung von Werten, Normen, Richtlinien
- Betrachtung von Verhalten Einzelner unter dem Blickwinkel dieser Werte
- Identifizierung und Beschreibung von Werten einer Gesellschaft bzw. Gruppe
- Formulierung von allgemein verbindlichen Grundsätzen und moralischen Leitlinien.

88. Nennen Sie drei Formen der Ethik und beschreiben Sie jeweils deren Ziel!

- Deskriptive Ethik: Beschreibung von herrschenden Werten und Normen ohne deren Bewertung. *Beispiel:* Darstellung der Grundsätze christlicher Pflegeethik im Mittelalter.
- Normative Ethik: Beschreibung von herrschenden Werten und Normen und Bewertung ihrer Qualität; stellt Begründungen für moralisches Handeln bereit. *Beispiel:* Diskussion um die Frage, wann Sterbehilfe „richtig" bzw. vertretbar ist. Man unterscheidet

normative Ethik, die die Folgen von Handlungen in die Bewertung mit einbezieht (**folgeorientiert**) und normative Ethik, die sich nur an der Absicht einer Handlung orientiert (**nicht-folgeorientiert**).
- Metaethik: Beschreibung und Bewertung der Ethik als Wissenschaft an sich. *Beispiel:* Betrachtung, wie ethische Normen und Regeln entstehen oder sich verändern.

89. Was versteht man unter dem Begriff „Pflegeethik"?

Pflegeethik = Reflexion von Normen und Werten, die für die Ausübung des Pflegeberufes wichtig sind.

90. Nennen Sie fünf ethische Prinzipien, die in der Pflege von besonderer Bedeutung sind!

Ethische Prinzipien in der Pflege
- Autonomie
- Wohltätigkeit
- Gerechtigkeit
- Aufrichtigkeit
- Loyalität.

91. Definieren Sie den Begriff „Moral"!

Moral:
- Kommt aus dem Lateinischen: „Sitte", „Charakter"
- Teilbereich der Ethik
- von einer Gesellschaft geteilte Werte (☞ Frage 97), Normen und Regeln, die das Zusammenleben bestimmen
- Umsetzung von ethischen Normen in konkretes Handeln und Verhalten von Individuen und Gruppen
- Zeigt sich in konkretem Verhalten, Programmen, Regeln, kultureller Ordnung, Grundgesetz etc.

92. Beschreiben Sie, was mit dem Begriff „Gewissen" gemeint ist!

Das Gewissen ist die individuelle ethische Instanz, mit der Fähigkeit, gut und böse, richtig und falsch zu unterscheiden. Inneres Gefühl, das Entscheidungen und Verhalten lenkt.

93. Was versteht man unter „utilitaristischem Handeln"?

Utilitaristisches Handeln = Handeln, das an dem größtmöglichen eigenen Nutzen oder dem meiner Bezugsgruppe orientiert ist. Die Position des Individuums wird dabei besonders betont.

94. Was versteht man unter „Verantwortungsethik"?

Verantwortungsethik kann wie folgt definiert werden:
Das eigene Verhalten ist dann gerechtfertigt, wenn ein Mensch es vor sich, vor Anderen oder vor staatlichen und gesellschaftlichen Vorgaben vertreten kann. Handlungsmöglichkeiten und deren Folgen werden mit Mitteln der Vernunft gegeneinander abgewogen.

95. Welche drei Aspekte können nach der „personalistischen Verantwortungsethik" (Arend & Gastmans) ethisches Handeln leiten und welche Probleme ergeben sich jeweils aus diesen Aspekten?

Nach der „personalistischen Verantwortungsethik" sind handlungsleitend:

- **Motivierende Gesinnung:** Gefahr, sich zu sehr an subjektiven Bedürfnissen zu orientieren, ohne die Situation selbst oder die Folgen der Handlung zu berücksichtigen (**Subjektivismus**).
- **Wahrnehmbare Handlung:** Gefahr, sich zu sehr am Verhalten zu orientieren, ohne die Motive der Person oder die Folgen der Handlung zu berücksichtigen (**Objektivismus**).
- **Vorhersehbare Folgen der Handlung:** Gefahr, sich zu sehr an den Folgen zu orientieren, ohne die Motive der Person oder die Situation selbst zu berücksichtigen (**Kontextualismus**).

96. Definieren Sie den Begriff „Autonomie"!

Autonomie = Freiheit bzw. Selbstbestimmung des Menschen im Denken und Handeln.

97. Was versteht man unter „Werten"?

Werte = Maßstäbe, die Handeln leiten und Entscheidungen beeinflussen und die von der Mehrheit innerhalb eines Kulturkreises geteilt werden. Man kann zwischen **Grundwerten** (z. B. Gleichheit, Meinungsfreiheit) und **Sekundärtugenden** (z. B. Pünktlichkeit, Gehorsam) unterscheiden. Werte können sich im Laufe der Zeit auch wandeln (**Wertewandel**).

98. Nennen Sie drei Aspekte, wodurch die Werte eines Menschen geprägt werden können!

Die Werte eines Menschen werden geprägt durch:
- Lebensgeschichte/Biographie (☞ Frage 78)
- Erziehung
- Sozialisation (☞ Frage 51)
- Mitgliedschaft in einer Gruppe, die bestimmte Werte (☞ Frage 97) vertritt.

99. Welche ethischen Werte können grundsätzlich in Konflikt miteinander kommen?

Sich widersprechende Werte können sein:
- Eigene Interessen und Ziele
- Interessen und Ziele der Anderen
- Allgemeine Werte
- Logik
- Gesetzliche Vorgaben.

100. Geben Sie ein Beispiel für einen „Wertekonflikt"!

Wertekonflikte entstehen dadurch, dass sich Menschen in der gleichen Situation unterschiedlich verhalten, da sie von verschiedenen Wertsystemen geleitet sind.
Beispiel: Ein Kollege stellt den Wert persönlicher Freiheit an erste Stelle und will nach dem Dienst pünktlich nach Hause. Ein anderer orientiert sich an der Maxime kollegialer Teamarbeit und bleibt im Notfall noch etwas länger.

101. Was ist mit dem Begriff „Werteverfall" gemeint?

Werteverfall = Ethische Maßstäbe verlieren ihren hohen Stellenwert innerhalb der Wertehierarchie.

Beispiel: Früher wurde auf ordentliche Kleidung geachtet – heute sind Löcher in Hosen Mode.

Der Begriff „Werteverfall" beinhaltet immer eine Wertung – „was gut war, gilt nicht mehr". Der Begriff **„Wertewandel"** ist dagegen neutral und weist lediglich auf die Tatsache hin, dass sich Werte verändern.

102. Sie arbeiten in der Pflege alter Menschen. Nennen sie drei ethische Werte, die Sie in ihrer täglichen Arbeit umzusetzen versuchen!

Ethische Werte zur Umsetzung im Pflegealltag:
- Recht auf Selbstbestimmung jedes Einzelnen: Individualisierung der Pflege
- Recht auf Freiheit: Rahmenbedingungen in beschützenden Abteilungen und bei Fixierung beachten
- Recht auf Würde jedes Einzelnen: Beachtung würdevoller Anrede, Intim- und Privatsphäre berücksichtigen
- Recht auf Gleichheit in der Behandlung: Aktivierende Pflege, Biographieorientierung unabhängig von Pflegestufe, Sympathie.

103. Sie möchten alten Menschen mit „Würde" begegnen. Nennen Sie fünf Verhaltenweisen, an denen sich diese Grundhaltung erkennen lässt!

Verhalten, das die Würde alter Menschen wahrt:
- Zeit nehmen
- Zuwendung und freundlichen Umgang zeigen
- Höflichkeit
- Respektierung individueller Wünsche und Bedürfnisse
- Beachtung der Privatsphäre und Intimsphäre
- Ernst nehmen
- Vor Angriffen anderer schützen
- Eigene Vorbehalte abbauen
- Alle möglichen und sinnvollen medizinischen und pflegerischen Hilfen anbieten
- Ganzheitliche Pflege
- Information und Aufklärung.

104. Skizzieren Sie die Grundzüge eines christlichen Menschenbildes!

Grundzüge des christlichen Menschenbildes:
- Mensch als Abbild Gottes
- Achtung vor der Schöpfung
- Menschenwürde
- Nächstenliebe
- Wert eines Menschen unabhängig von seiner Leistung
- Leiden hat einen Sinn.

105. Skizzieren Sie die Grundzüge eines naturwissenschaftlich bzw. technisch orientierten Menschenbildes!

Grundzüge des naturwissenschaftlichen Menschenbildes:
- Mensch als rationales Wesen
- Ideal der Vernunft
- Ideal der Machbarkeit
- Fortschrittsglaube
- Mensch wird an Leistung und vernünftigem Handeln gemessen.

106. Skizzieren Sie die Grundzüge des psychoanalytischen Menschenbildes!

Grundzüge des psychoanalytischen Menschenbildes:
- Menschliches Handeln ist nur zu einem geringen Teil durch das Bewusstsein bestimmt.
- Die größere Dynamik kommt aus dem **Unbewussten.**
- Angstmachende Inhalte werden mit Hilfe von **Abwehrmechanismen** aus dem Bewusstsein ins Unbewusste verschoben.
- Träume können zum Teil Aufschluss über unbewusste Inhalte geben.
- Der Mensch wird bestimmt durch Triebe. Ausschlaggebend sind hier das **Prinzip der Lusterfüllung** (Instanz „Es") auf der einen Seite und **moralische Prinzipien,** also Gebote und Normen (Instanz „Über-Ich") auf der anderen Seite. Das „Ich" versucht zwischen beiden nach dem **Realitätsprinzip** zu vermitteln.

107. Was versteht man unter einem „Berufskodex"?

Berufskodex = Zusammenfassung ethischer Prinzipien, Ziele und Werte, die das berufliche Handeln jedes Einzelnen leiten sollen.

108. Nennen Sie fünf zentrale Aspekte, die sich im Berufskodex der Altenpflege finden!

Zentrale Aspekte aus dem Berufskodex der Altenpflege:
- Angemessene Pflege, die die Prävention, Therapie und Rehabilitation berücksichtigt
- Achtung vor allen anvertrauten Menschen
- Toleranz gegenüber anderen Werthaltungen, Religionen, Kulturen
- Aktivierende Pflege
- Vertraulicher und sensibler Umgang mit persönlichen Daten der anvertrauten Menschen (Wahrung des Berufsgeheimnisses)
- Menschenwürdiges Sterben ermöglichen
- Persönliche und fachliche Weiterentwicklung durch Fort- und Weiterbildung
- Gesellschaftliches Engagement für die Interessen alter Menschen
- Teamarbeit
- Bedürfnisse der alten Menschen haben Vorzug vor den Interessen der Kollegen.

109. Was versteht man unter „Leitbild"?

Leitbild = formulierte Ziele und Grundhaltungen, die eine Einrichtung oder ein Träger mit seiner Arbeit grundsätzlich verwirklichen will.

110. Nennen Sie vier Schritte, mit denen Sie im Rahmen eines Stufenplans einen ethischen Entscheidungsprozess gestalten können!

Schritte im ethischen Entscheidungsprozess:
- Analyse: Erkennen des Problems
- Planung: Formulierung von Zielen
- Ausführung: Umsetzung der Ziele in konkretes Verhalten, Maßnahmen
- Evaluation: Auswertung des Erfolges der Ausführung.

111. Nennen Sie fünf Aspekte, warum die Religiosität im Leben alter Menschen eine so große Rolle spielt!

Bedeutung der Religiosität:
- Suche nach Antworten auf existenzielle Fragen
- Hilfen im Umgang mit Krankheit
- Verlust und Sterben
- Halt und Sicherheit
- Aus Biographie heraus begründet: Traditionen, Gewohnheiten, wichtiger Bestandteil des Lebens.

112. Welche religiösen Angebote können Sie alten Menschen machen? Geben Sie vier Beispiele!

Religiöse Angebote für alte Menschen:
- Gebete
- Musik und Lieder
- Bibel
- Gottesdienste
- Meditative Angebote: Mandalas malen, Meditationen
- Geistliche einladen
- Kontakte zu den christlichen Gemeinden vor Ort herstellen.

2.2.2 Prozess des Sterbens

113. Was ist der Unterschied zwischen „Sterben" und „Tod"?

Sterben ist der Prozess des Verlustes, Tod der Zustand danach.

114. Was ist bei der Sterbebegleitung wichtig?

Bei der Sterbebegleitung ist es wichtig, physische, psychische, soziale und religiöse Bedürfnisse zu berücksichtigen.

115. Auf welche körperlichen Bedürfnisse Sterbender sollten Sie besonders achten?

Körperliche Bedürfnisse Sterbender:
- Schmerzen
- Atmung
- Flüssigkeit
- Ruhe.

116. Skizzieren Sie den Sterbeprozess anhand der Sterbephasen von Kübler-Ross!

Sterbephase nach Kübler-Ross:
1. Nicht-Wahrhaben-Wollen: Leugnung des nahenden Todes
2. Zorn und Wut: Auflehnung gegen den Tod; oft aggressives, abweisendes Verhalten
3. Verhandeln: Der Betroffene versucht mit Gott bzw. dem Schicksal noch Aufschubfristen auszuhandeln
4. Depression: Niedergeschlagenheit als Reaktion auf den Verlust und als Vorbereitung des Ablösungsprozesses
5. Zustimmung und Akzeptanz: Tod und Sterbeprozess werden angenommen; abnehmendes Interesse an der Umwelt.

117. Wie können Sie sterbende oder todgeweihte Menschen in den verschiedenen Sterbephasen (nach Kübler-Ross) pflegerisch unterstützen?

Unterstützungsmöglichkeiten in den verschiedenen Sterbephasen:
1. Nicht-Wahrhaben-Wollen: Gesprächsbereitschaft signalisieren, aber nicht zur Einsicht zwingen. Reaktionen akzeptieren, ohne zu drängen.
2. Zorn und Wut: Aggression nicht persönlich nehmen und nicht erwidern. Menschen trotz abweisendem Verhalten nicht alleine lassen oder abwerten, Zeit und Aufmerksamkeit schenken, aggressive Gefühle nicht überspielen, ernst nehmen.
3. Verhandeln: Hoffnungen auf Lebensverlängerung erst nehmen, nicht abwerten, aber auch keine falschen/unrealistischen Hoffnungen wecken, einfühlsam und behutsam sein.
4. Depression: Annehmendes Verhalten. Weinen, Rückzug oder ähnliche Verhaltensweisen akzeptieren, nicht beschwichtigen oder beschönigen. Eigene Hilflosigkeit aushalten, Zuspruch und Zuwendung für die Betroffenen, Zeit nehmen für Gespräche und für Stille/Schweigen, Unterstützung in der Regelung unerledigter Dinge, Signale der Nähe über Körperkontakt.
5. Zustimmung: Körperkontakt, letzte Wünsche erfüllen. Eigene Gesten und Mimik genau beachten, da sie von den Betroffenen sehr genau registriert werden, ruhige Atmosphäre schaffen.

118. Läuft das Sterben immer in der Reihenfolge des Modells nach Kübler-Ross ab?

Der Sterbeprozess verläuft immer ganz individuell. Die Phasen laufen nicht chronologisch, der Reihenfolge nach ab. Es handelt sich vielmehr um einen dynamischen Prozess. Phasen können übersprungen oder auch wiederholt werden und unterschiedlich lang dauern.

119. Worauf sollten Sie bei der Betreuung von Sterbenden besonders achten? Nennen Sie acht verschiedene Aspekte!

Wichtig bei der Betreuung Sterbender:
- Ruhige und angenehme Atmosphäre
- Helle und klare Räume
- Evtl. Einzelzimmer zur Verfügung stellen
- Auf Wünsche des Sterbenden eingehen
- Konstante Bezugspersonen
- Schmerzen lindern
- Atmung erleichtern

- Flüssigkeitszufuhr beachten
- Ängste lindern
- Nähe
- Körperkontakt
- Religiösen Bedürfnissen entsprechen
- Raum für Gefühle lassen
- Auf nonverbale Signale achten.

120. Welche verschiedenen Formen des Todes kann man unterscheiden?

Formen des Todes:
- Sozialer Tod: Verlust von Beziehungen, Gestaltungsspielräumen und Würde
- Klinischer Tod: Ausfall der Vitalzeichen (Atmung, Herztätigkeit, Kreislauf), Reanimation ggf. noch möglich
- Hirntod: Vollständiger Ausfall des Gehirns, wird mit Tod im juristischen Sinne gleichgesetzt
- Biologischer Tod: Verlust aller Lebensfunktionen nach Absterben aller Zellen, unwiderruflich.

121. Welche Kommunikationsmuster tragen zum sozialen Tod eines Menschen bei?

Kommunikationsmuster, die zu sozialem Tod beitragen:
- Sterbenden nicht über tödliche Krankheit aufklären
- Vermeiden über Sterben zu sprechen
- Gespräche über, nicht mit dem Sterbenden führen.

122. Was versteht man unter Nahtod-Erfahrungen?

Nahtod-Erfahrungen sind:
- Erlebnisse, die Menschen gemacht haben, die klinisch tot waren, aber wieder belebt werden konnten
- wissenschaftlich belegt.

123. Was berichten Menschen, die Nahtod-Erfahrungen gemacht haben? Nennen Sie fünf typische Erfahrungen!

Typische Beschreibungen von Nahtod-Erfahrungen:
- Betrachtung des eigenen Körpers von oben
- Schnellrückschau auf das eigene Leben
- Licht am Ende eines Tunnels
- Schöne Musik
- Intensivere Wahrnehmung
- Gefühl des Friedens
- Spüren einer Grenze, die noch nicht überschritten ist
- Erwartetwerden von einem anderen Menschen, der bereits gestorben ist
- Begegnung mit Lichtgestalten
- Körperliche Gebrechen sind verschwunden.

2.2.3 Umgang mit Tod und Sterben

124. Welche Aussagen macht Kübler-Ross über die Reaktion auf Verluste und Bewältigung der Trauer (Trauerphasen)?

Die Trauerphasen werden beschrieben als Verarbeitungsprozess (Phasenmodell), ähnlich wie bei den Sterbephasen:

1. **Schock:** Hilflosigkeit, Lähmung, Handlungsunfähigkeit, Verbitterung, Desorientierung, Gefühl der Sinnlosigkeit
2. **Kontrolle:** Sachliche Auseinandersetzung mit dem Verlust, Regeln und Organisieren von Dingen
3. **Regression:** Erleben von Leere, Einsamkeit, Schuldgefühle, sozialer Rückzug
4. **Anpassung:** Neuorientierung, Rückkehr ins gesellschaftliche Leben, Übernahme neuer Rollen.

125. Wovon ist der Trauerprozess abhängig?

Was den Trauerprozess beeinflusst:
- Zeitpunkt des Verlustes
- Vorbereitung darauf
- Merkmale und Eigenschaften des Trauernden
- Beziehung zu dem Verlorenen
- Soziales Umfeld
- Auswirkungen des Verlustes
- Umgang mit dem Verlust (Offenheit, Ehrlichkeit).

126. Worauf sollten Sie bei der Begleitung von Trauernden besonders achten? Nennen Sie fünf wichtige Aspekte!

Wichtig bei der Begleitung Trauernder:
- Zuhören
- Gefühle zulassen
- Ernst nehmen
- Abschied ermöglichen
- Verabschiedungsrituale
- Zeit lassen
- Über den Verstorbenen sprechen
- Keine Floskeln („Es wird schon wieder.") verwenden
- Körperliche Aktivitäten anbieten.

127. Was sind die Grundgedanken der Hospizbewegung?

Grundgedanken der Hospizarbeit:
- Orte schaffen, die ein Sterben in Würde ermöglichen
- Palliative Medizin und Schmerztherapie
- Individuelle Begleitung
- Berücksichtigung physischer, psychischer, sozialer und spiritueller Bedürfnisse des Sterbenden
- Multiprofessionelle Teams
- Einbeziehung des sozialen Umfeldes des Sterbenden
- Ablehnung aktiver Sterbehilfe.

128. Welche Angebote macht die Hospizbewegung?

Angebote der Hospizbewegung:
- Ambulante und stationäre Begleitung Sterbender
- Besuchsdienste
- Öffentliche Vorträge und Veranstaltungen
- Gesprächsgruppen für Trauernde.

129. Beschreiben Sie den Umgang mit Tod und Sterben in unserer heutigen Gesellschaft!

Umgang mit Tod und Sterben in der heutigen Gesellschaft:
- Verdrängung des Themas
- Sterben findet oft in Institutionen statt: Nur ca. ein Drittel stirbt zu Hause (Institutionalisierung)
- Angst und Befremdung bei Auseinandersetzung mit dem Thema.

130. Welche verschiedenen Reaktionsweisen gibt es, mit den Gedanken an den eigenen Tod umzugehen?

Mögliche Umgangsweisen mit dem Gedanken an den eigenen Tod:
- Akzeptanz
- Sinn im eigenen Leben suchen/finden
- Verbitterung
- Depression
- Zurückstellung eigener Bedürfnisse.

131. Welche Schritte leiten Sie ein, nachdem ein Mensch verstorben ist?

Maßnahmen, nachdem der Tod eingetreten ist:
- Arzt zur Ausstellung des Totenscheins verständigen
- Angehörige benachrichtigen
- Verstorbenen waschen
- Alle Zu- und Ableitungen (Infusionen, Katheter u.a.) entfernen
- Frisch anziehen
- Hände falten
- Gebiss einsetzen
- Kinn hochbinden
- Nicht allein lassen
- Kerzen oder Blumen aufstellen.

132. Was versteht man unter „passiver Sterbehilfe"?

Unter „passiver Sterbehilfe" versteht man:
- Verzicht auf lebenserhaltende oder lebensverlängernde Maßnahmen
- Ist im Rahmen der Vorgaben gesetzlich erlaubt.

133. Was versteht man unter „indirekter Sterbehilfe"?

Unter „indirekter Sterbehilfe" versteht man:
- Lebensverkürzende Wirkung wird als Folge hilfreicher, medizinischer Maßnahmen in Kauf genommen, z.B. durch Gabe schmerzlindernder Medikamente
- Gesetzlich erlaubt.

134. Was versteht man unter „aktiver Sterbehilfe"?

Unter „aktiver Sterbehilfe" versteht man:
- Vorsätzliche Handlung zur Herbeiführung des Todes, z. B. durch eine Überdosis von Medikamenten
- Gesetzlich verboten und ethisch äußerst umstritten
- Tut dies der Sterbende selbst, spricht man von Selbsttötung
- Es zeigt sich ein Zusammenhang, dass Pflegefachkräfte, die mit ihrem Beruf unzufrieden sind, eher auch aktive Sterbehilfe befürworten.

135. Was versteht man unter „Euthanasie"?

Unter „Euthanasie" versteht man:
„Das leichte Sterben": Hilfen, die das Sterben unheilbar kranker Menschen erleichtern. Im Dritten Reich ist dieser Begriff missbräuchlich verwendet worden. Man spricht daher heute eher von „Sterbehilfe".

136. Was regelt eine „Patientenverfügung"?

Die Patientenverfügung regelt:
Medizinisches Verhalten in ethisch kritischen Situationen, z. B. Unterlassen lebensverlängernder medizinischer Maßnahmen und Behandlungen, wenn sich Personen selbst nicht mehr dazu äußern können.

137. Was versteht man unter dem Begriff „palliativ"?

Palliativ von lateinisch pallium = Decke, Mantel.
Im übertragenen Sinne alle Maßnahmen, die nicht auf die Heilung, sondern auf die Linderung von Zuständen ausgerichtet sind, z. B. Schmerztherapie.

2.2.4 Ethische Konflikte

138. Wie kann sich Gewalt in der Pflege äußern?

Gewalt in der Pflege:
- Aktive und passive Vernachlässigung
- Strukturelle Gewalt
- Physische Gewalt
- Psychische Gewalt
- Finanzielle Gewalt
- Einschränkung der Bewegungsfreiheit.

139. Nennen Sie Ursachen für die hohe Suizidrate alter Menschen!

Ursachen für die hohe Suizidrate im Alter sind:
- Körperliche Krankheiten
- Lebensbedrohliche Diagnosen
- Psychische Erkrankungen (Depression)
- Verlust von Aufgaben, Status, Anerkennung
- Einsamkeit, fehlende Perspektiven.

140. Welche Maßnahmen der Prävention können Sie bei Suizidgefahr anwenden?

Präventionsmöglichkeiten bei Suizidgefahr:

- Gute Wahrnehmung
- Erkennen früher Anzeichen
- Auf Äußerungen des Suizidgefährdeten reagieren, ansprechen
- Kontakt und Gespräch suchen
- Nicht allein lassen
- Beobachtung ins Team geben und dort besprechen
- Bezugspersonen vermitteln
- Aufgaben oder für den Betroffenen sinnvolle Tätigkeiten geben
- Soziale Kontakte unterstützen.

2.3 Fragen zu Handlungssituationen

Fall 141

Susanne Müller arbeitet als Nachtwache im Seniorenhaus „Immergrün". Sie ist verheiratet und hat zwei Kinder, die noch in die Grundschule gehen. Wenn Sie von der Nachtschicht nach Hause kommt, geht ihr Mann aus dem Haus und sie bringt die Kinder zur Schule.

Heute Morgen stellt sich bei der Übergabe heraus, dass zwei Kolleginnen aus der Frühschicht krank geworden sind. Nun steht eine Mitarbeiterin alleine da und bittet Susanne doch noch länger zu bleiben, da sie die Arbeit nicht alleine schaffen kann. Susanne würde gerne einspringen. Allerdings ist sie nach einer anstrengenden Nacht sehr müde. Außerdem weiß sie, dass sie heute pünktlich zu Hause sein muss, weil ihr Mann einen wichtigen beruflichen Termin hat, zu dem er nicht zu spät kommen darf. Es ist aber auch kein anderer da, der die Kinder pünktlich zur Schule bringen kann.

141.a In dieser Konfliktsituation kann sich Susanne von unterschiedlichen ethischen Maßstäben leiten lassen. Nennen Sie drei verschiedene Ethik-Perspektiven und zeigen Sie, wie Susannes Verhalten jeweils konkret aussehen würde!

Mögliche ethische Perspektiven:
- **Utilitaristische Ethik** (richtig ist, was mir zum Vorteil ist): Susanne geht nach Hause, weil sie müde ist und eine Störung des Familienablaufes viel Stress mit Mann und Kindern bringen würde. Von dieser Lösung hat sie den meisten Nutzen.
- **Verantwortungsethik** (richtig ist, was ich vor mir und vor Anderen vertreten kann): Susanne wägt ab, was schwerer wiegt. Die Bewohner und die Kollegin sind auf ihre Hilfe angewiesen. Andererseits ist sie auch Mann und Kindern verpflichtet. Sie will seine berufliche Tätigkeit und die Schulausbildung der Kinder unterstützen. Vielleicht kommt sie dabei zu dem Schluss, dass sie die Kollegin entlastet und telefonisch eine Vertretung organisiert, anschließend aber nach Hause geht, damit sie dort noch alles regeln kann.
- **Christliche Ethik** (richtig ist, was dem Prinzip der Nächstenliebe, des Glaubens entspricht): Susanne überlegt, wer sie am dringendsten braucht. Wer ist in erster Linie auf ihre Hilfe angewiesen? Vielleicht entscheidet sie, dass die Bewohner mehr leiden müssen, als ihr Mann und die Kinder, wenn sie jetzt nicht einspringt.
- **Faktische Ethik** (richtig ist, was mir die Mehrheit der Kollegen empfiehlt): Susanne weiß, dass sie die einzige Chance für ihre Kollegin ist. Außerdem denkt sie daran, dass sie dem Team verpflichtet ist und auch der Hausleitung gegenüber zeigen muss, dass sie als Mitarbeiterin die familiären Interessen hinter die beruflichen zurückstellt. Sie macht länger Dienst, auch wenn das zu Hause vielleicht Ärger mit sich bringt.

141.b Wie könnte sich Susanne eine Entscheidung im Sinne eines Stufenplans erleichtern?

Ein Stufenplan, um sich die Entscheidung zu erleichtern beinhaltet:

- Analyse der Situation: Beschreiben von Vor- und Nachteilen ihres Verhaltens für die Bewohner, für die Familie, für sich selbst.
- Formulierung von Zielen: Es ist ihr wichtig, dass die Bewohner gut versorgt sind. Sie will aber auch ihre Kinder gut versorgen.
- Ausführung: Sie versucht im Seniorenhaus noch zu helfen, aber so bald wie möglich nach Hause zu fahren. Es wäre z. B. denkbar, dass sie ihren Mann informiert, dass sie später kommt. Dann ruft sie bei Kolleginnen an und kümmert sich um eine Vertretung. Schließlich bleibt sie noch eine halbe Stunde länger, bis die Vertretung kommt.
- Evaluation: Sie prüft, ob Bewohner und Familie versorgt sind. *Beispiel:* Sie ruft zwischendurch zu Hause an, ob alles klappt und ruft mittags im Seniorenhaus an, wie der Frühdienst verlaufen ist.

Fall 142

Frau Krebs lebt seit drei Jahren in Ihrem Seniorenhaus, war immer eine fröhliche Person und bei allen Pflegefachkräften beliebt. Sie hat auch gerne an den Aktivitäten des Hauses teilgenommen. Vor einem halben Jahr hat sie die Diagnose bekommen, dass sie ein bösartiges Karzinom habe, das schnell wachse. Der Arzt hatte ihr damals gesagt, dass sie etwa noch ein Jahr zu leben habe. Zunächst hatte Frau Krebs diese Nachricht noch „gut weggesteckt". Seit einigen Wochen geht es ihr aber zunehmend schlechter. Sie zieht sich auf ihr Zimmer zurück, will ihre Mitbewohner nicht mehr sehen und weint viel.

142.a Wie können Sie das Verhalten von Frau Krebs nach dem Sterbemodell von Kübler-Ross erklären?

Nach Kübler-Ross lässt sich das Verhalten von Frau Krebs folgendermaßen erklären:

- Phase der Depression, die nach den Phasen Nicht-Wahrhaben-Wollen, Zorn und Verhandeln folgt.
- Frau Krebs hat ihre Diagnose in allen Konsequenzen verstanden und sieht auch, dass es keinen Ausweg vom Tod mehr gibt.
- Sie resigniert und trauert um den baldigen Verlust ihres Lebens.

142.b Wie können Sie Frau Krebs in dieser Phase ganz konkret unterstützen? Geben Sie fünf verschiedene Möglichkeiten an!

Unterstützungsmöglichkeiten für Frau Krebs:

- Zeit für sie nehmen
- Nicht zu Beschäftigungen und Gesellschaft drängen
- Für Einzelgespräche da sein
- Trauer und Weinen aushalten
- Zuwendung zeigen
- Keine billigen Vertröstungen („Das wird schon wieder.")
- Fragen, ob sie noch Wünsche hat oder unerledigte Dinge regeln möchte
- Nähe und Geborgenheit vermitteln, z. B. durch Körperkontakt oder Zimmergestaltung (Licht, Blumen, Düfte).

142.c Wie könnten Sie auf religiöse Bedürfnisse von Frau Krebs eingehen? Nennen Sie vier Maßnahmen!

Maßnahmen, wie Pflegende auf die religiösen Bedürfnisse von Frau Krebs eingehen können:

- Fragen, welche Bedürfnisse sie überhaupt hat
- Mit ihr über Glauben und Gott sprechen
- Gebete anbieten
- Lieder singen
- Aus der Bibel vorlesen
- Religiöse Symbole anbieten (Kreuz, Rosenkranz, Kerzen)
- Auf Wunsch Seelsorger verständigen
- Zum Gottesdienst begleiten.

142.d Frau Krebs hat Ihnen gegenüber erwähnt, dass sie manchmal auch an Selbsttötung denkt. Wie verhalten Sie sich?

Mögliches Verhalten bei Äußerungen über Selbsttötungsgedanken:

- Ernst nehmen
- Zeit für Gespräche nehmen
- Mit Frau Krebs offen darüber sprechen
- Nicht verharmlosen
- Nicht moralisieren („Das dürfen sie aber nicht tun.")
- Suizidgedanken akzeptieren
- Nähe und Unterstützung anbieten
- Zuwendung zeigen
- Kollegen informieren.

142.e Sie wissen, dass Frau Krebs eine Patientenverfügung verfasst hat. Sie möchte, dass keine lebensverlängernden medizinischen Maßnahmen durchgeführt werden. Nun schlägt der Hausarzt vor eine „palliative Behandlung" zu beginnen. Was bedeutet das? Würde diese Behandlung der Patientenverfügung von Frau Krebs widersprechen?

Eine palliative Behandlung hat zum Ziel, die Schmerzen zu lindern (z. B. Gabe von Morphium). Sie trägt nicht zur Lebensverlängerung von Frau Krebs bei, sondern sorgt lediglich dafür, dass die Symptome ihrer Erkrankung gelindert werden. Somit widersprechen diese Maßnahmen auch nicht den Wünschen aus der Patientenverfügung.

3 Familienbeziehung und soziale Netzwerke alter Menschen

3.1 Themenübersicht

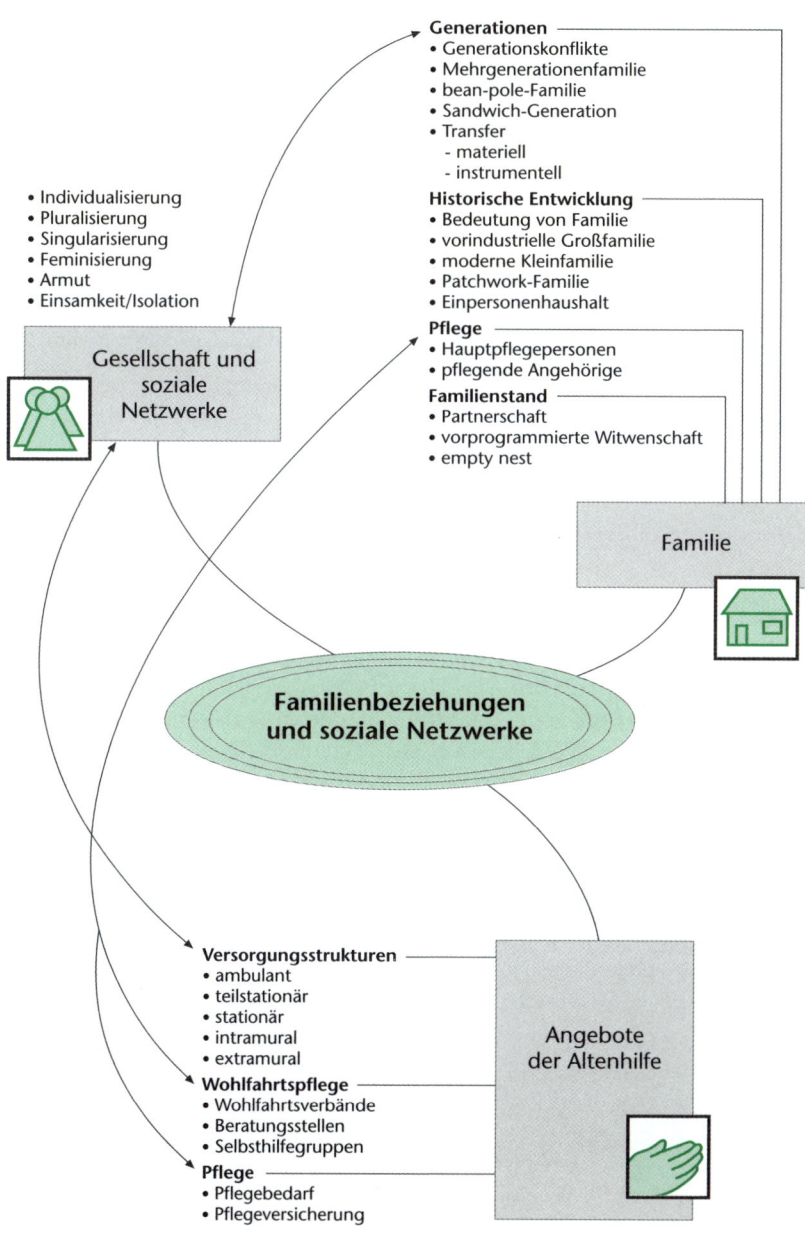

Generationen
- Generationskonflikte
- Mehrgenerationenfamilie
- bean-pole-Familie
- Sandwich-Generation
- Transfer
  - materiell
  - instrumentell

Historische Entwicklung
- Bedeutung von Familie
- vorindustrielle Großfamilie
- moderne Kleinfamilie
- Patchwork-Familie
- Einpersonenhaushalt

Pflege
- Hauptpflegepersonen
- pflegende Angehörige

Familienstand
- Partnerschaft
- vorprogrammierte Witwenschaft
- empty nest

- Individualisierung
- Pluralisierung
- Singularisierung
- Feminisierung
- Armut
- Einsamkeit/Isolation

Gesellschaft und soziale Netzwerke

Familie

Familienbeziehungen und soziale Netzwerke

Versorgungsstrukturen
- ambulant
- teilstationär
- stationär
- intramural
- extramural

Wohlfahrtspflege
- Wohlfahrtsverbände
- Beratungsstellen
- Selbsthilfegruppen

Pflege
- Pflegebedarf
- Pflegeversicherung

Angebote der Altenhilfe

Abb. 6: Mindmap **„Familienbeziehungen und soziale Netzwerke"**

3.2 Allgemeine Fragen

3.2.1 Familie

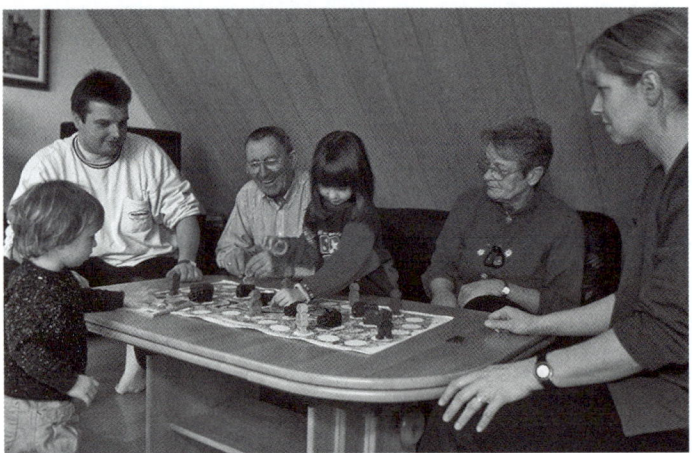

Abb. 7: Mehrgenerationenhaushalte wie dieser sind in den westlichen Industrieländern selten geworden. [K157]

143. Definieren Sie den Begriff „Generation"?

Generation = Anzahl von Menschen, die eine gemeinsame Zeitspanne erlebt haben und von ähnlichen gesellschaftlichen, politischen und sozialen Ereignissen geprägt sind.

144. Wie kann die Beziehung zwischen den Generationen auf gesellschaftlicher bzw. auf individueller Ebene beschrieben werden?

Beziehung zwischen den Generationen auf gesellschaftlicher und auf individueller Ebene:
- Auf gesellschaftlicher Ebene: Generationenkonflikt in der Auseinandersetzung um finanzielle Ressourcen, soziale Sicherungssysteme
- Auf individueller Ebene: sehr guter Kontakt zwischen den Generationen, besonders Enkel- und Großelterngeneration weisen positive Beziehungen auf; gegenseitiger Austausch von Unterstützung und Hilfsleistungen (instrumenteller und materieller Transfer).

145. Nennen Sie drei Beispiele für materielle Transfers zwischen den Generationen!

Beispiele für materielle Transfers zwischen den Generationen sind:
- Erbe
- Geld
- Besitz
- Grundstück
- Haus
- Schmuck.

146. Nennen Sie drei Beispiele für instrumentelle Transfers zwischen den Generationen!

Beispiele für instrumentelle Transfers zwischen den Generationen sind:

- Hilfe- und Pflegeleistungen
- Telefonanruf
- Zeit für Gespräche
- Zuhören, sich sorgen und kümmern
- Anteilnahme.

147. Welche Auswirkungen wird die demographische Entwicklung in den nächsten Jahren auf die Familien und sozialen Netzwerke alter Menschen haben? Nennen Sie fünf wichtige Merkmale!

Auswirkungen der demographischen Entwicklung auf die Familien und sozialen Netzwerke alter Menschen:

- Zahl alter Menschen wird zunehmen
- Zahl allein lebender Männer, die derzeit gering ist, wird sich verdoppeln
- Zahl allein lebender Frauen, die derzeit sehr hoch ist, wird zurückgehen
- Anteil der in Heimen lebenden alten Menschen, der derzeit eher gering ist (ca. 3%), wird zunehmen
- Spektrum der Lebensformen alter Menschen wird vielfältiger und breiter.

148. Was versteht man unter „empty nest"?

„empty nest" = „leeres Nest": Phase, in der die Kinder von den Eltern unabhängig und aus der Ursprungsfamilie heraus gegangen sind. Ist v. a. für Mütter mit starken Umstellungen verbunden.

149. Was versteht man unter „beanpole-Familien"?

Beanpole-Familie = Bohnen-Stangen-Familie: Tendenz, dass innerhalb einer Familie immer mehr Generationen zur gleichen Zeit leben (4- und 5-Generationen-Familien). Gleichzeitig nimmt die Anzahl der Mitglieder innerhalb einer Generation ab. Dadurch kommt es zu einer Verschlankung der Familienstruktur im Sinne einer „Bohnenstange".

150. Die Familie spielt für jeden Menschen eine wichtige Rolle. Nennen und beschreiben Sie verschiedene Funktionen, die Familie als zentrale Bezugsgruppe hat!

Funktionen von Familie als zentrale Bezugsgruppe für den Einzelnen:

- Identität („Wer bin ich?"): Entwicklung eines eigenen psychischen Profils (☞ Frage 73)
- Selbstwert: Erleben von eigener Kompetenz, Bestätigung, Wertigkeit für Andere
- Lerngeschichte, Biographie: Erfahrungen prägen weiteres Leben (☞ Frage 78)
- Entwicklung von Moral/Werten: Grundlegende Vorstellungen und Haltungen werden vermittelt (☞ Fragen 91 und 97)
- Emotionale Unterstützung: z.B. Halt, Sicherheit, Geborgenheit, Liebe
- Finanzielle Unterstützung: z.B. Geld, Finanzierung von Ausbildung
- Materielle Unterstützung: z.B. Zimmer, Essen, Kleidung

- Räumliches Zentrum: Zusammenkommen der Familienmitglieder, sozialer Kontakt und Austausch
- Pflegeunterstützung: z. B. für Kinder und Großeltern bei Krankheit.

151. Wie ist der Familienstand alter Menschen heute?

Merkmale des Familienstandes alter Menschen in der heutigen Gesellschaft:

- Die Mehrzahl der alten Menschen ist verheiratet, wobei der Anteil der verheirateten Männer höher ist, als der der Frauen.
- Es folgen die Verwitweten. Ihr Anteil nimmt mit zunehmendem Lebensalter v. a. bei den Frauen deutlich zu, weil die Männer in der Regel älter sind und eine geringere Lebenserwartung haben, folglich früher sterben.
- Dann folgen die Ledigen. Hier sind es v. a. Frauen. Dies ist damit zu erklären, dass durch den Krieg bedingt viele Männer „fehlten".
- Alte Menschen, die geschieden sind, gibt es nur ganz selten.

152. Was versteht man unter dem Begriff „vorprogrammierte Witwenschaft"?

Die Wahrscheinlichkeit der Verwitwung ist für Frauen höher als für Männer = vorprogrammierte Witwenschaft.

Bei den über 80-Jährigen sind ca. 80% der Frauen, aber nur 35% der Männer verwitwet. Dies liegt an der geringeren Lebenserwartung der Männer. Außerdem sind die Frauen bei der Heirat in der Regel jünger. Ferner kann man beobachten, dass allein stehende Männer auch im höheren Lebensalter eher wieder eine Beziehung eingehen als Frauen.

153. Was ist mit dem Satz „Innere Nähe durch äußere Distanz" gemeint? Erklären Sie diesen mit eigenen Worten!

- Innere Nähe = Qualität der Beziehung
- Äußere Distanz = räumliche Trennung

„Innere Nähe durch äußere Distanz" meint daher: Räumliche Trennung kann die Beziehung und insbesondere die Beziehungsqualität positiv beeinflussen.

154. Wie möchten alte Menschen den Kontakt zu ihren Familien gestalten?

Die Familie hat eine große Bedeutung für alte Menschen, aber über die Hälfte der alten Menschen wollen lieber selbstständig in der eigenen Wohnung leben.

155. Welche Vorteile hat es, wenn mehrere Generationen unter einem Dach leben?

Vorteile von Mehrgenerationenhaushalten:

- Austausch von Hilfen (☞ Fragen 145 und 146)
- Voneinander Lernen
- Weniger Einsamkeit und Isolation (☞ Frage 160)
- Förderung sozialer Kompetenzen
- Erfahren von Lebenssinn.

156. Wer sind die Hauptpflegepersonen in der familiären Pflege?

Die Pflege wird in zu fast 75% von Frauen übernommen: Ehefrauen (selbst im höheren Lebensalter) oder Töchter bzw. Schwiegertöchter sind Hauptpflegepersonen in der familiären Pflege.

157. Welche Belastungen ergeben sich für pflegende Angehörige? Nennen Sie acht typische Belastungen!

Belastungen pflegender Angehöriger:
- Meist unvorbereitet in die Pflege gekommen
- Körperliche Belastungen durch die Pflege
- Einschränkung oder Verlust der sozialen Kontakte
- Einschränkung der eigenen Freizeit
- Aufgabe oder Reduzierung eigener Berufstätigkeit
- Finanzielle Belastungen
- Wohnraum zu klein oder nicht barrierefrei
- Einschränkung der Privatsphäre, z.B. Pflegebett steht im Wohnzimmer
- Psychische Belastung durch die Pflegebeziehung
- Oft selbst alt und auf Unterstützung angewiesen
- Erleben von Rollenumkehr oder Veränderung der Persönlichkeit bei Pflege von Demenzkranken
- Fehlende Entlastungsangebote bzw. mangelnde Information über Entlastungsangebote
- Gefahr der Gewaltentwicklung
- Belastung der Beziehungen zu den anderen Familienmitgliedern
- Gefühl des Versagens.

158. Welche Entlastungsangebote gibt es für pflegende Angehörige?

Entlastungsangebote für pflegende Angehörige:
- Ambulante Dienste
- Kurzzeitpflege
- Tages- und Nachtpflege
- Finanzielle Unterstützung durch die Pflegeversicherung, Krankenkassen oder Sozialämter
- Beratungsstellen
- Pflegekurse
- Gesprächskreise
- Selbsthilfegruppen.

159. Angesichts der Trennungen und Krisen innerhalb der Familien sagen viele: „Die Familien können die kommenden Pflegeaufgaben gar nicht mehr bewältigen." Nehmen Sie zu dieser These Stellung und begründen Sie Ihre persönliche Meinung mit möglichst vielen Argumenten!

Ich bin der Meinung, dass … (eigene Meinung).
Folgende Argumente sprechen dafür bzw. dagegen.

PRO *„Familien können die Pflege nicht mehr bewältigen."*	CONTRA *„Familien können die Pflegeaufgaben doch noch bewältigen."*
• Zunahme des Anteils alter Menschen: Familien sind überlastet • Beanpole-Familien: Weniger Mitglieder, die pflegen können (☞ Frage 149)	• Familie leistet derzeit immer noch Hauptbeitrag zur Pflege
• Hochaltrigkeit: Es wird immer mehr Pflegebedürftige geben • Abnahme der Bevölkerungszahl und gleichzeitige Zunahme des Anteils alter Menschen: Wer kann da noch pflegen? • Alte Menschen als Hauptpflegepersonen: Alte können die gegenseitige Pflege kaum noch leisten	• Hauptpflegepersonen sind derzeit auch alte Ehepartner: Alte Menschen pflegen sich selbst
• Singularisierung: Immer mehr alte Menschen leben allein (☞ Frage 167)	• Neue Kommunikations- und Versorgungsmöglichkeiten machen das unmittelbare Zusammenwohnen von Familienmitgliedern nicht unbedingt erforderlich
• Größere Mobilität junger Menschen: Direkte Unterstützung wird schwieriger • Arbeitsmarktsituation zwingt zu Ortswechsel	• Innere Nähe durch äußere Distanz: Auch über Entfernungen können sich gute Kontakte erhalten (☞ Frage 153) • Arbeitslosigkeit macht Kräfte für Familienpflege frei
• Private und Arbeitsmarktsituation: Druck zur Berufstätigkeit auch für Frauen, die aus der Pflege raus fallen	• Derzeit leben 95% der alten Menschen zu Hause, davon nur ein Drittel mit Unterstützung von professionellen Diensten: Es gibt eine deutliche familiäre Unterstützung
• Anteil der Heimunterbringungen wird steigen	• Pflegeversicherung fördert Familienpflege • Mangel an Pflegeplätzen • Stationäre Pflege können sich nicht alle leisten →

PRO *„Familien können die Pflege nicht mehr bewältigen."*	CONTRA *„Familien können die Pflegeaufgaben doch noch bewältigen."*
• Krisen, Scheidungen und Auseinanderbrechen klassischer Familienstrukturen	• Patchwork-Familien funktionieren genauso wie „klassische" Familien: Zeigen hohe innerfamiliäre Solidarität
	• Staatliche Finanzierbarkeit der Pflege bei der Zunahme des Anteils alter Menschen in Frage gestellt: Wer soll sonst Pflege übernehmen, wenn nicht die Familie?

160. Was ist der Unterschied zwischen „Einsamkeit" und „Isolation"? Wie stellt sich im Hinblick auf diese beiden Begriffe die Situation alter Menschen dar?

Unterscheidung von Einsamkeit und Isolation:
- **Einsamkeit** = subjektive Empfindung, dass die eigenen sozialen Kontakte nicht ausreichend sind. Gefühl des Allein(gelassen)seins nimmt nicht generell mit dem Alter zu und ist unabhängig von der objektiven Anzahl der sozialen Kontakte.
- **Isolation** = objektiver Mangel an sozialen Kontakten. Im höheren Lebensalter ist eine Verkleinerung des sozialen Netzwerkes zu beobachten.

161. Welche Faktoren tragen im Alter zu dem Erleben von Einsamkeit bei? Nennen Sie fünf mögliche Ursachen!

Ursachen für das Erleben von Einsamkeit:
- Verlust von sozialen Kontakten und Rollen, z. B. im Beruf (☞ Frage 44)
- Empty nest (☞ Frage 148)
- Tod des Partners
- Verlust von Freunden und Bekannten
- Körperliche Einschränkungen
- Pessimistische, depressive Lebenshaltung
- Finanzielle Einschränkungen
- Wohnumfeld und räumliche Bedingungen
- Umzug in eine stationäre Einrichtung.

162. Was kann zur Einschränkung sozialer Kontakte im Alter beitragen? Nennen Sie fünf mögliche Ursachen!

Ursachen für die Einschränkung sozialer Kontakte im Alter:
- Seh- und Hörbehinderungen
- Verminderte Leistungsfähigkeit
- Schnellere Ermüdung
- Nachlassende Merkfähigkeit
- Angst vor Stürzen oder fremden Umgebungen
- Geringe finanzielle Möglichkeiten
- Eingeschränkte Mobilität

- Verlust von Interessen
- Tod vertrauter Menschen
- Gesellschaftliche Stereotype (☞ Frage 37).

163. Nennen Sie Qualitäts-kriterien, die nach der Checkliste zur Lebensaktivität nach Harris auf eine gute soziale Einbindung alter Menschen hinweisen!

Merkmale guter sozialer Einbindung:
- Privatheit
- Würde
- Unabhängigkeit
- Wahlfreiheit
- Selbstverwirklichung.

164. Was kann es für eine Pflegefachkraft schwierig machen, wenn sie im Rahmen ihrer ambulanten Arbeit in eine Familie hinein kommt?

Probleme professioneller Pflegefachkräfte in der ambulanten Pflege:
- Verschmelzung mit der Familienproblematik
- Gefahr der Parteilichkeit für eine Person innerhalb der Familie
- Einbeziehung und Verwicklung in familiäre Konflikte
- Zu starke, unerfüllbare Erwartungen an die Pflegefachkraft von Seiten der Familie.

3.2.2 Gesellschaft und soziale Netzwerke

165. Was versteht man unter „sozialem Netzwerk"?

Soziales Netzwerk = Einbindung in die Gesamtheit sozialer Kontakte und Beziehungen (z.B. Familie, Institutionen, Bekannte, Pflegefachkräfte).

166. Wie verändern sich soziale Netzwerke im höheren Lebensalter?

Soziale Netzwerke werden im höheren Lebensalter in der Regel kleiner. Die Reduktion muss aber nicht unbedingt mit Unzufriedenheit oder Einsamkeit (☞ Frage 160) einhergehen. Nach der **Theorie der sozioemotionalen Selektivität** werden solche Kontakte ausgewählt und aufrechterhalten, die tiefgehende und wichtige Beziehungen sind.

167. Was ist mit dem Begriff „Singularisierung" gemeint?

In der heutigen Gesellschaft ist unter den verschiedenen Lebensformen ein deutlicher Trend zur Vereinzelung (= Singularisierung) zu erkennen. Immer mehr alte Menschen leben in Einpersonenhaushalten: 94% der über 75-jährigen.

168. Was ist mit dem Begriff „Feminisierung des Alters" gemeint?

Feminisierung meint die „Verweiblichung" des Alters, d.h., dass es mit zunehmendem Lebensalter mehr Frauen als Männer gibt. Dies liegt zum einen an der längeren Lebenserwartung der Frauen. Zum anderen sind viele Männer der Kriegsgeneration gefallen.

169. Was kennzeichnet die soziale Situation alter Frauen im Vergleich zu Männern?

Kennzeichen der sozialen Situation von Frauen:
- Meist mehr auf Familie hin orientiert
- Meist mehr in soziale Netzwerke eingebunden (☞ Frage 165)
- Keine oder niedrigere berufliche Qualifikationen
- Finanzielle Absicherung durch den Ehemann
- Armutsproblematik größer
- Übernehmen selbst häufig Pflegeaufgaben
- Höhere Lebenserwartung
- Alleinleben nach Verwitwung.

170. „Armut im Alter ist weiblich" – Erläutern Sie diese Aussage?

Frauen verfügen im Alter über ein deutlich geringeres Einkommen als Männer (Witwenrente, keine Ansprüche aus eigener Berufstätigkeit). Gleichzeitig ist der Anteil der alten Frauen besonders hoch, die unter die Armutsgrenze fallen, d. h. ihnen stehen weniger als 50% des Durchschnitteinkommens zur Verfügung.

171. Was versteht man unter dem Begriff „Generationenvertrag"?

Die Rentenleistungen werden von den Erwerbstätigen finanziert. Das heißt, dass die Rentenbeiträge, die ich heute zahle, nicht für meine eigene Rente angespart werden, sondern an die derzeitigen Rentner ausbezahlt werden. Dieses Prinzip soll fortlaufend gelten, so dass jede Generation (☞ Frage 143) einmal Geber und einmal Empfänger von Sozialleistungen ist = Generationenvertrag.

172. Welche Auswirkungen kann das Ausscheiden aus dem Berufsleben für einen alten Menschen haben?

Folgen des Übergangs in den Ruhestand:
- Geringere finanzielle Möglichkeiten
- Freiere Einteilung der Tageszeit und Tagesstrukturierung
- Veränderte Rollenverteilungen in der Familie
- Verluste von sozialen Kontakten am Arbeitsplatz
- Verlust von Aufgaben
- Veränderung des sozialen Status (Rentner).

173. Was versteht man unter dem „Dependency Support Script"?

Das Dependency Support Script erklärt, wie abhängiges Verhalten im Kontakt mit Bezugs- und Pflegepersonen entstehen kann: Da unselbstständiges Verhalten mehr beachtet und verstärkt wird als selbstständiges, verhalten sich alte oder abhängige Menschen entsprechend dieses Modells (Skriptes), um Zuwendung und Aufmerksamkeit zu erhalten. Wenn Zuwendung nur in Situationen erlebt wird, in denen Hilfebedarf besteht, wird die hilfsbedürftige Seite stärker ausgeprägt werden.

3.2.3 Angebote der Altenhilfe

174. Was versteht man unter dem Begriff „Altenhilfe"?

Altenhilfe = Oberbegriff für alle Angebote und Aktivitäten, die die Selbstständigkeit und Lebensqualität alter Menschen unterstützen.

175. Was versteht man unter „Wohlfahrtspflege"?

Wohlfahrtspflege = Alle organisierten sozialen Hilfen auf gemeinnütziger Grundlage (Non-profit-Bereich).

176. Nennen Sie die acht führenden Wohlfahrtsverbände der Bundesrepublik!

Die acht führenden Wohlfahrtsverbände in der Bundesrepublik sind:
- Deutscher Caritasverband
- Diakonisches Werk
- Deutsches Rotes Kreuz
- Arbeiterwohlfahrt
- Deutscher Paritätischer Wohlfahrtsverband
- Johanniter
- Arbeiter-Samariter-Bund
- Zentralwohlfahrtsstelle der Juden in Deutschland.

177. Welche Angebote gehören zum Aufgabenbereich der Wohlfahrtsverbände?

Angebote der Wohlfahrtsverbände:
- Kindergärten
- Beratungsstellen
- Kranken- und Altenpflege (ambulant und stationär)
- Jugendhilfe
- Integrationsprojekte für Arbeitslose
- Wiedereingliederung von psychisch kranken Menschen
- Aus-, Fort-, Weiterbildung
- Katastrophenschutz
- Angebote für Randgruppen (z.B. Migranten, Obdachlose)
- Kurangebote
- Arbeit mit Ehrenamtlichen.

178. Welche Ziele sollten moderne Angebote in der Altenarbeit haben?

Moderne Angebote der Altenarbeit enthalten:
- Prävention
- Therapie
- Rehabilitation.

Diese dienen der Erhaltung und Förderung von Selbstständigkeit und Selbstbestimmung.

179. Was versteht man unter „teilstationären" Angeboten?

Teilstationäre Angebote sind Angebote, die nur für eine begrenzte Zeit des Tages besucht bzw. in Anspruch genommen werden, z.B. Tagespflege, Tagesklinik. Die Betroffenen leben ansonsten in ihrer eigenen Häuslichkeit.

180. Was versteht man unter „stationären" Angeboten?

Menschen leben in der Einrichtung, in der die Versorgungsleistungen erbracht werden.

181. Was versteht man unter „ambulanten" Angeboten?

Die Versorgungsleistungen werden in der eigenen Häuslichkeit des Betroffenen erbracht bzw. von zu Hause aus in Anspruch genommen.

182. Was versteht man unter „offenen" Angeboten?

Alle Angebote, die von den Interessierten selbstständig, freiwillig und meist nur kurzfristig aufgesucht werden, z. B. kulturelle oder sportliche Angebote, Vorträge.

183. Was bedeuten die Begriffe „intramural" und „extramural"?

Unterscheidung von:
- Intramural = Angebote (z. B. Tagespflege) finden innerhalb einer stationären Einrichtung statt
- Extramural = Angebote finden im ambulanten Bereich statt.

184. Wo ist gesetzlich geregelt, wann ein Mensch „pflegebedürftig" ist?

§ 14 SGB XI regelt, wann ein Mensch „pflegebedürftig" ist.

185. Welche Leistungen können pflegende Angehörige nach dem Pflegeversicherungsgesetz in Anspruch nehmen?

Leistungen durch die Pflegeversicherung:
- Finanzielle Leistungen
- Sachleistungen
- Leistungen zur sozialen Sicherung: Renten- und Unfallversicherung für Pflegende
- Beratung
- Entlastende Angebote: Tages- oder Nachtpflege, Kurzzeitpflege, Verhinderungspflege.

186. Was meint das Pflegeversicherungsgesetz mit dem Schlagwort „ambulant vor stationär"?

Alle Maßnahmen sollen darauf hin angelegt sein, dass der Pflegebedürftige möglichst lange in seinem häuslichen Umfeld oder in der privaten Pflege verbleiben kann, z. B. durch Finanzierung pflegender Angehöriger, ambulanter Dienste oder von Wohnraumanpassungen. Erst, wenn hier alle Möglichkeiten ausgeschöpft sind, soll die stationäre Pflege in Anspruch genommen werden.

187. Welche Möglichkeiten zur Unterstützung alter Menschen gibt es außer familiärer oder stationärer Hilfen sonst noch?

Weitere Möglichkeiten und Angebote zur Unterstützung alter Menschen:
- Nachbarschaft
- Seniorengemeinschaften
- Wohngemeinschaften
- Seniorengenossenschaften
- Selbsthilfegruppen
- Familienpatenschaften.

188. Welche Angebote machen Beratungsstellen für ältere Menschen?

Angebote von Beratungsstellen für Senioren:
- Psycho-soziale Beratung
- Wohnungsberatung
- Finanzielle Beratung
- Besuchsdienste
- Telefonketten
- Notrufsysteme
- Essen auf Rädern.

189. Nennen Sie drei Ziele, die Selbsthilfegruppen alter Menschen haben können?

Ziele von Selbsthilfegruppen:
- Kommunikative Ziele: Kontakte fördern, Entlastung durch Gespräche
- Soziale Ziele: Gegenseitige Hilfe
- Politische Ziele: Gestaltung gesellschaftlicher Bedingungen.

190. Welche vier Formen der Selbsthilfe kann man unterscheiden?

Formen der Selbsthilfe:
- Auf Lebensprobleme bezogen, z. B. pflegende Angehörige
- Auf Krankheiten bezogen, z. B. Parkinson-Gruppe
- Auf Versorgung bezogen, z. B. Wohngemeinschaft
- Auf Gesellschaft/Politik bezogen, z. B. Graue Panter.

191. Nennen Sie fünf Vorteile von Selbsthilfegruppen?

Vorteile von Selbsthilfegruppen:
- Nutzung und Stärkung eigener Kompetenzen
- Verringerung physischer und psychischer Einschränkungen
- Aufbau sozialer Kontakte
- Entstehung neuer sozialer Netzwerke
- Steigerung von Lebenszufriedenheit und Lebensqualität
- Geringe Kosten
- Entlastung professioneller Versorgungssysteme
- Niedrige Schwelle der Erreichbarkeit und Teilnahmemöglichkeit
- Flexibilität der Angebote
- Vielfältige Aufgabenschwerpunkte und Möglichkeiten.

3.3 Fragen zu Handlungssituationen

Fall 192

Frau Typisch (85 Jahre) lebt seit einigen Jahren mit ihrem sieben Jahre jüngeren Lebensgefährten, Herrn Gereon, in dessen Einfamilienhaus zusammen. Seit dem Schlaganfall des Freundes unterstützt sie ihn bei der täglichen Grundpflege und beim Anziehen. Einmal in der Woche kommt ein ambulanter Pflegedienst zum Duschen.

Frau Typisch geht seit der Erkrankung des Freundes nur noch selten weg. Aus ihrem Kegelclub, den sie gemeinsam besuchten, hat sie sich abgemeldet.

Die Tochter von Frau Typisch, Gisela, wohnt mit ihrer Familie im Nachbarort, kommt aber samstags und hilft ihrer Mutter bei Einkäufen und im Haushalt.

Der Sohn aus der ersten Ehe von Herrn Gereon lebt in England und meldet sich nur selten.

Dafür ruft dessen Tochter Xenia regelmäßig bei den „Großeltern" an. Am Wochenende erwarten sie Xenia zu Besuch. Sie will ihnen das neugeborene „Urenkelkind" vorstellen, worauf sich beide schon sehr freuen. Als Überraschung haben sie für die Kleine ein Sparbuch eingerichtet, auf das sie monatlich 50 Euro einzahlen wollen.

192.a Zeigen Sie am Beispiel von Frau Typisch und Herrn Gereon typische Trends in der Entwicklung von Familienstrukturen auf! Nennen Sie dabei jeweils ein Schlagwort und erläutern Sie, wie sich dieser Begriff im konkreten Beispiel zeigt!

Die typischen Trends in der Entwicklung von Familienstrukturen sind:

- Pluralisierung der Lebensformen: Lebensgefährte
- Singularisierung: Frau Typisch und Herr Gereon leben alleine in einem Einfamilienhaus
- Patchwork-Familie: Kinder aus jeweils ersten Ehen
- Mehrgenerationenfamilie: vier Generationen (Urenkelin)
- Beanpole-Familie: vier Generationen, aber wenige Mitglieder pro Generation
- Sandwich-Generation: Gisela kümmert sich um die Mutter und um die eigene Familie
- Materieller Transfer: Großeltern geben an Kinder/Enkel z. B. Sparbuch
- Instrumenteller Transfer: Kinder/Enkel geben Großeltern z. B. Anrufe, Hilfe beim Einkaufen und im Haushalt
- Zunehmende Mobilität macht direkte Unterstützung schwierig: Sohn in England
- Alte Ehefrau/Partnerin als Hauptpflegeperson: Frau Typisch pflegt Herrn Gereon
- Einschränkung sozialer Kontakte für Hauptpflegepersonen: Frau Typisch meldet sich aus dem Kegelclub ab
- Hochaltrigkeit: Frau Typisch ist 85 Jahre.

192.b Welche typischen Veränderungen in den sozialen Netzwerken alter Menschen zeigen sich in dem konkreten Beispiel?

Veränderungen in den sozialen Netzwerken alter Menschen zeigen sich an:
Verlust bzw. Verringerung sozialer Kontakte (Abmelden vom Kegelclub) und Beschränkung auf wenige wichtige Kontakte (Theorie der sozioemotionalen Selektivität), v. a. auf die Beziehungen innerhalb der Familie (Kontakt zu Kindern und Enkelkindern wichtig).

192.c Finden Sie Argumente dafür, warum Frau Typisch und Herr Gereon allein und nicht mit der Tochter Gisela und deren Familie zusammen leben!

Argumente für das Alleinleben von Frau Typisch und Herrn Gereon sind:
- Innere Nähe durch äußere Distanz: gute Beziehungen sind durch den räumlichen Abstand besser möglich
- Selbstständigkeit für beide Generationen wichtig
- Evt. berufliche oder familiäre Gründe, warum die Tochter die Eltern nicht zu sich nehmen kann (Sandwich-Generation)
- Jede Generation möchte in ihrem eigenen Umfeld bleiben
- Übernahme der Pflege wäre für Gisela zu belastend, z. B. körperliche Belastung, psychische Belastung, Einschränkung sozialer Kontakte
- Wohnungen bieten nicht genug Raum für beide Familien.

192.d Zeigen Sie anhand des Beispiels, welche Rolle die Familie für Frau Typisch und Herrn Gereon spielt!

An folgenden Beispielen lässt sich zeigen, welche Rolle die Familie für Frau Typisch und Herrn Gereon spielt:
- Identität: Familie gehört zur Entwicklung der eigenen Person dazu; Urgroßeltern freuen sich auf das Urenkelkind
- Selbstwert: Urgroßeltern erleben sich als wichtige Bezugspersonen für Kinder und Enkelkinder
- Entwicklung von Werten: Urgroßeltern leben z. B. Toleranz vor, indem sie die Familie des Partners als eigene akzeptiert; Anmerkung: Patchwork-Familien funktionieren genauso gut oder schlecht, wie klassische Familienmodelle
- Lerngeschichte: Familie ist wichtiger Bestandteil der eigenen Vergangenheit; Frau Typisch und Herr Gereon bringen jeweils eigene Familien aus erster Ehe mit (Patchwork-Familien)
- Erleben emotionaler Unterstützung: Anrufe der Enkelin
- Erleben materieller Unterstützung: Hilfsleistungen der Tochter
- Räumliches Zentrum: Familie kommt im Hause Typisch-Gereon zusammen.

192.e Frau Typisch pflegt ihren Partner. Nennen Sie typische Belastungen, die sich für Sie als Hauptpflegepersonen ergeben!

Belastungen, mit den Frau Typisch umgehen muss:
- Körperliche Belastungen, z. B. Heben, Lagern
- Emotionale Belastungen, z. B. Sorge um den Partner, die Zukunft
- Einschränkungen in der Freizeit, z. B. Aufgeben des Kegelclubs
- Verlust sozialer Kontakte, z. B. im Kegelclub
- Finanzielle Belastungen, z. B. durch Anschaffung von Pflegehilfsmitteln, Wohnungsumbau, Zuzahlungen zu Medikamenten und Arztbesuchen
- Frau Typisch ist selbst alt und evtl. auf Unterstützung angewiesen

- Durch die Krankheit ändert sich die Paarbeziehung, z.B. Schlaganfall auch mit der Gefahr der Persönlichkeitsveränderung von Herrn Gereon verbunden
- Durch die Pflege verändert sich die Paarbeziehung, z.B. übernimmt Frau Typisch neben ihrer Rolle als „Partnerin" auch die Rolle der „Pflegekraft"
- Fehlende Entlastungsangebote für Frau Typisch, da die Tochter nur einmal in der Woche kommt.

192.f Frau Typisch und Herr Gereon haben seit seinem Schlaganfall ihre sozialen Kontakte sehr eingeschränkt. Dennoch würden die beiden nicht behaupten, dass sie „einsam" sind. Wie können Sie dieses Phänomen erklären?

Frau Typisch und Herr Gereon fühlen sich nicht einsam.
Objektive Verringerung sozialer Kontakte (Isolation) muss nicht zwangsläufig zu dem subjektiven Empfinden von Einsamkeit führen. Frau Typisch und Herr Gereon sind mit ihrer Situation durchaus zufrieden, weil mehr Kontakte für sie durch die Behinderung von Herrn Gereon eher eine Belastung wären. Außerdem fühlen sie sich nicht alleingelassen, sondern werden von ihrer Familie unterstützt. Hier finden regelmäßig persönliche oder telefonische Kontakte statt. Beide leben in einer Partnerschaft und fühlen sich auch deshalb nicht „einsam". Sie scheinen eine grundsätzlich optimistische, nicht depressive Lebenshaltung zu haben.

192.g Frau Typisch entschließt sich, einmal im Monat eine Selbsthilfegruppe für pflegende Angehörige zu besuchen. Welchen Nutzen kann sie davon haben?

Der Besuch einer Selbsthilfegruppe bietet Frau Typisch:
- Erfahrungsaustausch
- Lernen von Pflegetechniken
- Erhalt sachlicher Informationen
- Psychische Entlastung
- Aufbau neuer sozialer Kontakte
- Förderung gegenseitiger Hilfen
- Ortswechsel – Rauskommen aus der Pflegesituation
- „Abschalten"
- Steigerung von Lebenszufriedenheit.

192.h Frau Typisch möchte Herrn Gereon weiter zu Hause pflegen, sucht aber teilweise Entlastung durch die professionelle Altenpflege. Welche Möglichkeiten könnte Frau Typisch dabei grundsätzlich in Anspruch nehmen?

Möglichkeiten der Entlastung für Frau Typisch
- Ambulante Dienste für tägliche Pflegeunterstützung
- Kurzzeitpflege für eine kurzfristige vollständige Pflegeübernahme, z.B. bei einer Reise von Frau Typisch
- Tagespflege oder Tagesklinik, für eine stundenweise Betreuung von Herrn Gereon.

4 Demographische Entwicklungen

4.1 Themenübersicht

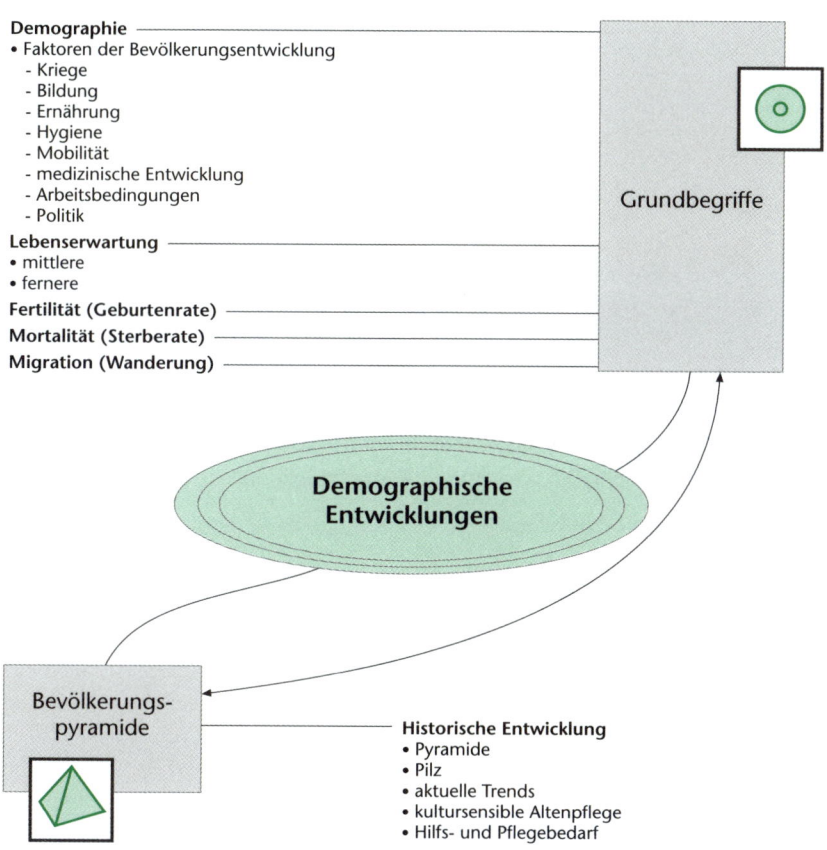

Demographie
- Faktoren der Bevölkerungsentwicklung
  - Kriege
  - Bildung
  - Ernährung
  - Hygiene
  - Mobilität
  - medizinische Entwicklung
  - Arbeitsbedingungen
  - Politik

Lebenserwartung
- mittlere
- fernere

Fertilität (Geburtenrate)

Mortalität (Sterberate)

Migration (Wanderung)

Grundbegriffe

Demographische Entwicklungen

Bevölkerungs-pyramide

Historische Entwicklung
- Pyramide
- Pilz
- aktuelle Trends
- kultursensible Altenpflege
- Hilfs- und Pflegebedarf

Abb. 8: Mindmap **„Demographische Entwicklungen"**

4.2 Allgemeine Fragen

4.2.1 Grundbegriffe

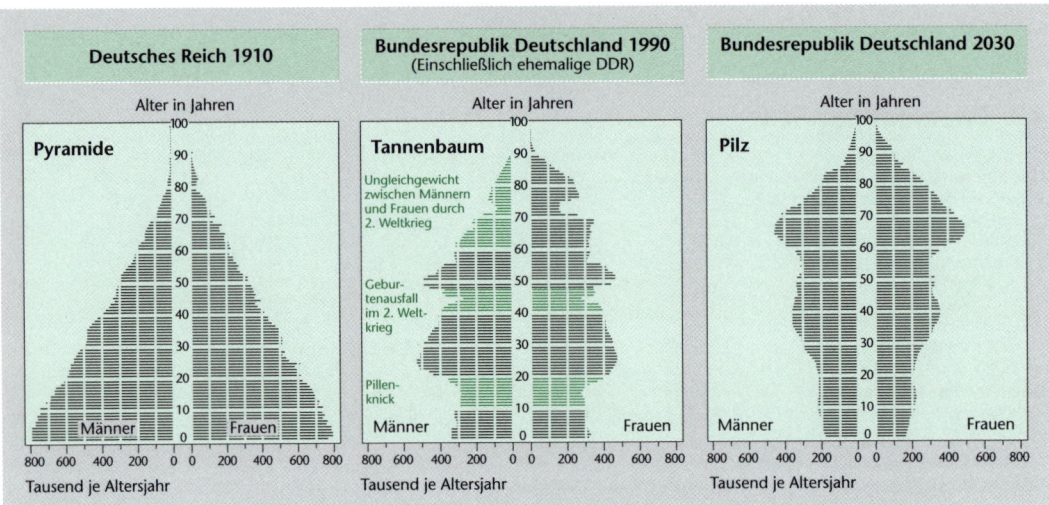

Abb. 9: Altersschichtungen in Deutschland für die Jahre 1910, 1990, 2030.

193. Was versteht man unter „Demographie"?

Demographie = Bevölkerungsstruktur, -aufbau.

194. Was versteht man unter „durchschnittlicher" oder „mittlerer Lebenserwartung"?

Die durchschnittliche oder mittlere Lebenserwartung meint die Jahre, die ein Mensch (nach Einschätzung zur Zeit seiner Geburt) wahrscheinlich leben wird. Wenn allgemein von „Lebenserwartung" gesprochen wird, ist in der Regel diese Form gemeint.

195. Was versteht man unter „fernerer Lebenserwartung"?

Fernere Lebenserwartung = Jahre, die ein Mensch von einem bestimmten Zeitpunkt in seinem Leben an wahrscheinlich noch leben wird.

196. Welche Faktoren können die Lebenserwartung eines Menschen beeinflussen?

Die Lebenserwartung des Menschen wird beeinflusst von:
- Genetischen Anlagen
- Schul- und Berufsbildung: Je höher der Bildungsstand, desto mehr Selbstständigkeit, soziale Kontakte, Ansehen, Unterstützung, desto weniger körperliche und psychische Belastungen
- Familienstand: Verheiratete leben statistisch gesehen länger
- Gesunde Lebensführung: Sport, Alkohol, Interessen und Aktivitäten – alles in Maßen.

197. Wie hoch ist derzeit die durchschnittliche Lebenserwartung in Deutschland?

Die durchschnittliche Lebenserwartung beträgt in Deutschland:
- Bei Männern ca. 77 Jahre
- Bei Frauen ca. 81 Jahre.

198. Welche drei Faktoren beeinflussen im Allgemeinen demographische Entwicklungen?

Demographische Entwicklungen werden beeinflusst von:
- Geburtenrate = Fertilität
- Sterberate = Mortalität
- Wanderungsbewegungen (Zu- und Abwanderungen) = Migration.

199. Was versteht man unter „Altersquotient"?

Unter „Altersquotient" versteht man:
- Anteil der über 60-Jährigen im Verhältnis zu den derzeit Erwerbstätigen (20–59-Jährigen)
- Macht eine Aussage darüber, wie die Finanzierung der sozialen Leistungen für alte Menschen (Rente, Pflegeversicherung) gesellschaftlich verteilt ist.

4.2.2 Bevölkerungspyramide

200. Nennen Sie vier demographische Merkmale vorindustrieller Gesellschaften!

Demographische Merkmale vorindustrieller Gesellschaften:
- Bevölkerungsgröße weitgehend stabil
- Hohe Geburtenrate
- Hohe Säuglings- und Kindersterblichkeit
- Schlechte medizinische, hygienische und soziale Bedingungen.

201. Nennen Sie sechs demographische Merkmale industrieller Gesellschaften!

Demographische Merkmale industrieller Gesellschaften:
- Bevölkerungswachstum
- Rückgang der Geburtenrate
- Anstieg der Lebenserwartung (☞ Frage 194)
- Bessere medizinische und hygienische Bedingungen
- Veränderung der traditionellen Familienstrukturen
- Stärkere Berufsorientierung.

202. Der Bevölkerungsaufbau hat sich in den letzten hundert Jahren von einer Pyramide zu einem Pilz entwickelt. Welche Faktoren haben dazu beigetragen?

Kennzeichen der aktuellen Bevölkerungsentwicklung:
- Rückläufige Geburtenrate
- Gestiegene Lebenserwartung (☞ Frage 194).

203. Wodurch sind die Einschnitte in der Bevölkerungspyramide zu erklären?

Ursachen für Einschnitte in Bevölkerungspyramide:
- Weniger Geburten nach dem ersten und zweiten Weltkrieg
- Verlust in den Weltkriegen
- Pillenknick.

204. Nennen Sie Gründe für die rückläufige Geburtenrate in der Bundesrepublik seit Anfang der 70er Jahre!

Gründe für rückläufige Geburtenrate:
- Emanzipation der Frau
- Verfügbarkeit von Verhütungsmitteln („Pillenknick")
- Veränderte soziale Rollen, z. B. Berufstätigkeit der Frau, Wandel des Männerbildes
- Veränderte gesellschaftliche Rahmenbedingungen: Wirtschaftskrisen, Arbeitslosigkeit, Vereinbarkeit von Familie und Beruf schwierig.

205. Nennen Sie Gründe, warum die Lebenserwartung im letzten Jahrhundert so angestiegen ist!

Gründe für steigende Lebenserwartung:
- Weniger Kriege
- Bessere Ernährung
- Bessere Hygiene
- Soziale Absicherung
- Bessere Arbeitsbedingungen
- Weniger Seuchen
- Weniger Katastrophen
- Medizinische Fortschritte.

206. Warum gibt es in der Altersgruppe der über 70-Jährigen deutlich mehr Frauen als Männer?

Gründe für den höheren Anteil der Frauen im Alter:
- Höhere Lebenserwartung der Frauen (☞ Frage 194)
- Todesrate der Männer in den Weltkriegen höher als die der Frauen.

207. Wie hoch ist in der Bundesrepublik derzeit der Anteil der über 60-Jährigen an der Gesamtbevölkerung und wie wird dieser sich bis 2050 entwickeln?

Anteil der über 60-Jährigen in der Bundesrepublik:
- 2000: 23%
- 2050: 35%.

208. Wie hoch ist in der Bundesrepublik derzeit der Anteil der über 80-Jährigen an der Gesamtbevölkerung und wie wird dieser sich bis 2050 entwickeln?

Anteil der über 80-Jährigen in der Bundesrepublik:
- 2000: 4%
- 2050: 11%.

209. Welche Trends zeichnen sich in der Bevölkerungsentwicklung der Bundesrepublik derzeit ab?

Aktuelle Trends der Bevölkerungsentwicklung in der Bundesrepublik:
- Es wird zahlenmäßig immer mehr alte Menschen geben.
- Der relative Anteil (Altersquotient) alter Menschen an der Bevölkerung wird zunehmen (☞ Frage 199).
- Die mittlere Lebenserwartung steigt an (☞ Frage 194).
- Der Anteil der sehr alten Menschen (Hochaltrigkeit) nimmt zu.
- Gleichzeitig vollzieht sich eine Verjüngung: Alte Menschen geben sich in der Selbsteinschätzung und in ihren Aktivitäten jünger als früher.
- Alte Menschen sind zum größten Teil weiblich (Feminisierung; ☞ Frage 168).
- Der Ausstieg aus dem Beruf erfolgt immer früher (Entberuflichung des Alters).
- Viele alte Menschen leben allein (Singularisierung; ☞ Frage 167).

210. Welche Probleme bietet die derzeitige Bevölkerungsentwicklung für das gesellschaftliche Zusammenleben der Generationen?

Die derzeitige Bevölkerungsentwicklung wird zum Problem für das gesellschaftliche Zusammenleben, weil die Zahl der Erwerbstätigen, die die sozialen Sicherungen tragen, abnimmt. Gleichzeitig steigt die Anzahl der Menschen, die soziale Sicherungsleistungen in Anspruch nehmen. Dies führt zum sog. Generationenkonflikt. (☞ Frage 144).

211. Wie entwickelt sich die Pflegebedürftigkeit mit zunehmendem Alter?

Mit zunehmendem Alter werden immer mehr Menschen pflegebedürftig. Ca. 80% der Pflegebedürftigen sind über 65 Jahre alt. Darunter gibt es doppelt so viele Frauen wie Männer. Neben dem Anteil der Pflegebedürftigkeit (Quantität) steigt außerdem deren Ausmaß (Qualität). In höheren Altersstufen sind die Pflegestufen 2 und 3 häufiger anzutreffen als bei jüngeren Menschen. Auch der Anteil demenzieller Erkrankungen wird deutlich zunehmen.

212. Wie hoch ist der Anteil der über 65-Jährigen, die an Demenz leiden?

7% der über 65-Jährigen leiden an einer mittelschweren bis schweren demenziellen Erkrankung. Der Anteil wird mit zunehmendem Alter immer höher. In der Gruppe der über 90-Jährigen ist ca. ein Drittel an Demenz erkrankt.

213. In welchen Bereichen hat sich das Leben der Menschen in den letzten hundert Jahren besonders verändert? Nennen Sie fünf Beispiele!

Veränderungen der Lebensbedingungen gab es in den letzten hundert Jahren bei/in:
- Mobilität und Fortbewegung
- Medien und moderne Technologien
- Wohnungsausstattung
- Beruf und Arbeitswelt
- Wohlstand
- Ernährungsgewohnheiten
- Familienstrukturen und Zusammenleben
- Lärm

- Umweltveränderungen
- Werte und Religiosität
- Umgang mit Toten.

214. Welche Auswirkungen haben die Wanderungsbewegungen auf die gesellschaftliche Situation in der Bundesrepublik Deutschland?

Auswirkungen der Wanderungsbewegungen auf die gesellschaftliche Situation:
- Mehr Zu- als Abwanderungen
- Erste Gastarbeiter kamen schon zu Beginn des 20. Jahrhunderts, deren Familien haben sich bereits integriert
- Multikulturelle Gesellschaft
- Mischfamilien: Mitglieder aus verschiedenen Kulturen in einer Familie zusammen
- Unterschiedliche Möglichkeiten im Umgang miteinander: Integration, Anpassung; Separierung, Konflikte
- Komplexität der Lebenswelten
- Kultursensible Altenhilfe (☞ Kapitel 7).

4.3 Fragen zu Handlungssituationen

Fall 215

Sie arbeiten in einem ambulanten Pflegedienst und fahren jeden Morgen zur Unterstützung der Grundpflege zu Frau Trendi.

Frau Trendi ist 92 Jahre und lebt in einer Zwei-Zimmer-Wohnung in der Innenstadt. Sie war nie verheiratet und hat nur einen Neffen, der weit entfernt lebt.

Frau Trendi hat bis zu ihrem 65. Geburtstag in einer Weberei gearbeitet. Von ihren alten Kolleginnen lebt heute nur noch Anna West. Sie hat Demenz vom Alzheimer-Typ und Frau Trendi weiß, dass Anna seit Beginn des Jahres in einer beschützenden Abteilung untergebracht ist.

Auf die Frage, warum Frau Trendi so alt geworden ist, pflegt sie zu antworten: „Ich war immer viel an der frischen Luft und bin jeden Sonntag mit dem Fahrrad raus in die Natur. Ich hatte liebe Eltern, die auch über 80 Jahre alt geworden sind, und immer gute Freundinnen, die mich unterstützt haben. Außerdem musste ich mich nie mit einem Mann oder Kindern rumärgern. Ich habe nie geraucht und getrunken, an Feiertagen nur mal ein Gläschen Rotwein und war immer mit dem zufrieden, was ich hatte. Seit Abschluss der Volksschule habe ich immer hart und körperlich gearbeitet, v. a. als Trümmerfrau im Krieg. Das hat mich fit gehalten."

215.a Warum ist Frau Trendi ein typisches Beispiel für die Bevölkerungsentwicklung der Bundesrepublik? Zeigen Sie typische Trends, die sie bei Frau Trendi erkennen können!

Trends der Bevölkerungsentwicklung:

- Steigende Lebenserwartung: Frau Trendi ist 92 Jahre alt.
- Hochaltrigkeit: Frau Trendi liegt mit ihren 92 Jahren noch weit über der durchschnittlichen Lebenserwartung alter Frauen und zählt zur Gruppe der Hochaltrigen.
- Feminisierung: Es gibt mehr alte Frauen als alte Männer; Frau Trendi ist weiblich.
- Singularisierung und Einpersonenhaushalt: Frau Trendi lebt alleine.
- Entberuflichung des Alters: Es gibt eine lange nachberufliche Phase. Frau Trendi ist bereits 27 Jahre, seit ihrem 65. Geburtstag, im Ruhestand.
- Abnahme sozialer Kontakte mit zunehmendem Lebensalter: Frau Trendi hat nur noch ihren Neffen und ihre alte Kollegin Anna.
- Zunahme demenzieller Erkrankungen mit steigendem Lebensalter: Anna West leidet unter Alzheimer-Demenz.
- Familienstand – Alleinleben älterer Frauen: Frau Trendi war nie verheiratet. Sie stammt aus einer Generation, wo viele Männer im Krieg gefallen und verhältnismäßig viele Frauen alleine geblieben sind.

215.b Frau Trendi hat ihre eigene Theorie, warum sie so alt geworden ist. Wenn Sie an die aktuellen wissenschaftlichen Erkenntnisse denken: Mit welchen Erklärungen hat Frau Trendi „recht", welche stimmen nicht mit den allgemeinen Erkenntnissen überein?

Frau Trendi hat recht, wenn sie ihr Alter durch folgende Faktoren erklärt:	**Frau Trendi hat nicht recht,** weil folgende Merkmale und Aussagen den wissenschaftlichen Erkenntnissen widersprechen:
• Genetischer Faktor: Eltern über 80 Jahre	• Einfache Schulbildung spricht statistisch gesehen für eine niedrigere Lebenserwartung
• Gute Beziehungen und soziale Unterstützung: Eltern und gute Freundinnen	• Harte körperliche Arbeit ist ein Faktor, der die Lebenserwartung eher negativ beeinflusst
• Gesunde Lebensführung: Fahrrad fahren, nicht geraucht, Alkohol in Maßen	• Alleinlebende leben statistisch gesehen nicht so lange wie verheiratete Frauen mit Familie
• Innere Zufriedenheit	–

Fall 216

Sie arbeiten in einem Alten- und Pflegeheim. Die Geschäftsführung hat ein Projekt ausgeschrieben, an dem sich alle Mitarbeiter beteiligen können. Dabei sollen sie Vorschläge machen, wie sich das Seniorenhaus auf die demographischen Entwicklungen der nächsten Jahrzehnte einstellen kann.

216. Machen Sie ganz konkrete Vorschläge für die Gestaltung des Seniorenhauses und begründen Sie ihre Vorschläge!

Mögliche Vorschläge, wie sich das Seniorenhaus auf die demographischen Entwicklungen der nächsten Jahrzehnte einstellen kann:

*   Zusätzlich zur klassischen Pflege auch Angebote von Betreutem Wohnen, Kurzzeitpflege, Tagespflege oder Hausgemeinschaften machen, weil die Zahl der alten Menschen zunehmen wird. Dabei ist es wichtig, mit verschiedenen Konzepten auf die Pluralität (Vielfältigkeit) der Lebensformen einzugehen und für möglichst viele Menschen verschiedene Angebote zu schaffen. Da die steigenden Pflegeanforderungen durch die Familie nur schwer übernommen werden können, sind professionelle Angebote nötig.
*   Im klassischen Pflegebereich muss man sich auf einen Anstieg der hohen Pflegestufen einstellen. Daher sollten Teams hier besonders geschult, (psychosoziale) Angebote für bettlägerige Senioren entwickelt und auch die technische und bauliche Ausstattung dem höheren Pflegebedarf angepasst werden.
*   Senioren werden heute schon früher aus den Krankenhäusern entlassen, Rehabilitationsangebote werden nicht mehr so stark gefördert. Daher sollten die Seniorenhäuser sich stärker auch auf Menschen einstellen, die besondere hygienische Maßnahmen (z. B. bei

MRSA) oder intensivmedizinische Betreuung (z.B. bei Beatmung) benötigen. Hier sollten gezielt Mitarbeiter geschult, Pflegestandards angepasst, technische Ausstattungen angeschafft werden.

- Schaffung einer beschützenden Abteilung oder Erarbeitung von Pflege- und Betreuungskonzepten für demente Menschen. Denn ihr Anteil wird in den nächsten Jahren deutlich zunehmen. Gerade diese Menschen können zu Hause oft nicht mehr betreut werden und sind auf eine professionelle Versorgung angewiesen. Dazu müssen evtl. bauliche Veränderungen vorgenommen werden (abgeschlossene Einheiten, Rundwege im Garten), Mitarbeiter geschult, Pflegestandards und -konzepte neu erarbeitet werden.
- Die Finanzierung der Pflege durch die Senioren selbst (niedrigere Renten) sowie durch die öffentlichen Kassen (Einschränkung sozialer und medizinischer Leistungen) wird dazu führen, dass sich viele eine teure Pflege nicht mehr leisten können. Die Träger stationärer Einrichtungen sollten daher Lösungen finden, dass Pflege auf keinen Fall teurer und gleichzeitig die Qualität der Arbeit nicht gefährdet wird. Man könnte z.B. an die Einführung von Wohngemeinschaften denken, wo nicht so viel Personal benötigt wird oder an eine stärkere Einbindung von Ehrenamtlichen oder Angehörigen, so dass Unterbringungskosten evtl. reduziert werden könnten (z.B. Wer die Wäsche von Angehörigen wäschen lässt, muss weniger bezahlen).

5 Alltag und Wohnen im Alter

5.1 Themenübersicht

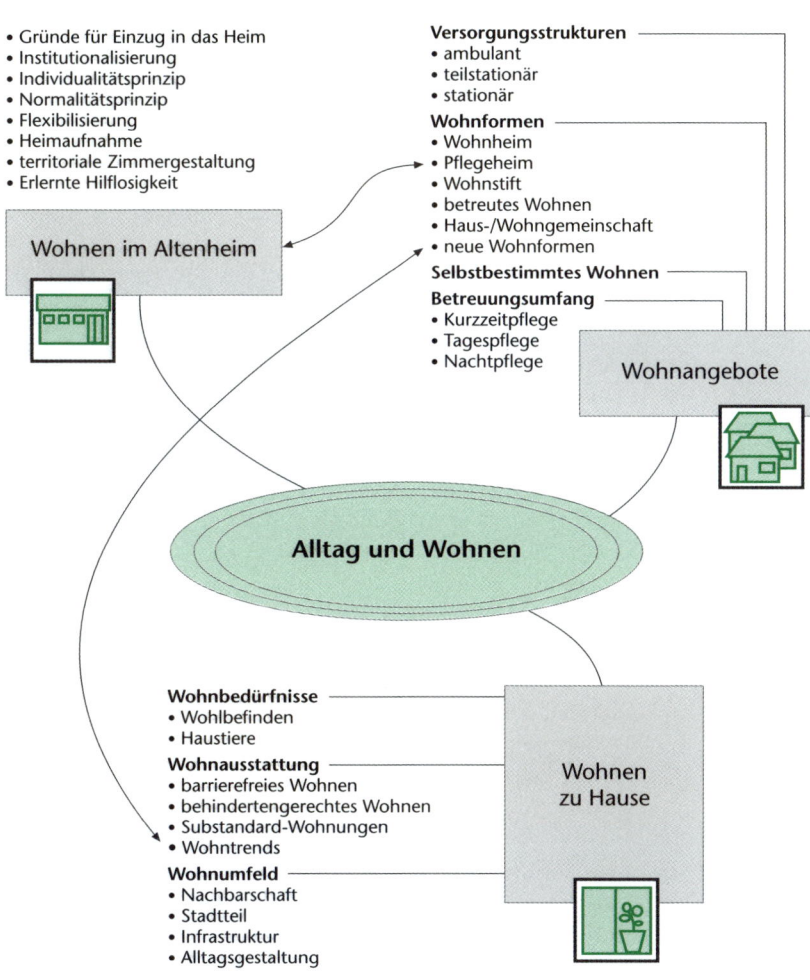

- Gründe für Einzug in das Heim
- Institutionalisierung
- Individualitätsprinzip
- Normalitätsprinzip
- Flexibilisierung
- Heimaufnahme
- territoriale Zimmergestaltung
- Erlernte Hilflosigkeit

Wohnen im Altenheim

Versorgungsstrukturen
- ambulant
- teilstationär
- stationär

Wohnformen
- Wohnheim
- Pflegeheim
- Wohnstift
- betreutes Wohnen
- Haus-/Wohngemeinschaft
- neue Wohnformen

Selbstbestimmtes Wohnen

Betreuungsumfang
- Kurzzeitpflege
- Tagespflege
- Nachtpflege

Wohnangebote

Alltag und Wohnen

Wohnbedürfnisse
- Wohlbefinden
- Haustiere

Wohnausstattung
- barrierefreies Wohnen
- behindertengerechtes Wohnen
- Substandard-Wohnungen
- Wohntrends

Wohnumfeld
- Nachbarschaft
- Stadtteil
- Infrastruktur
- Alltagsgestaltung

Wohnen zu Hause

Abb. 10: Mindmap **„Alltag und Wohnen"**

5.2 Allgemeine Fragen

5.2.1 Wohnangebote

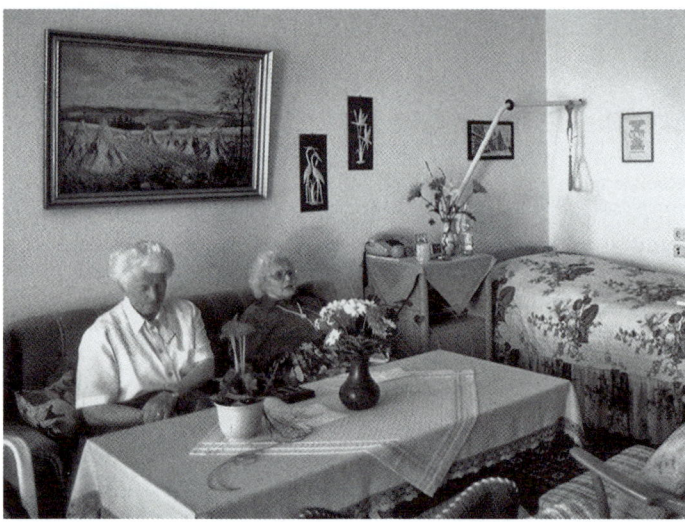

Abb. 11: Altenpflege heute: In modernen Heimen können alte Menschen wohnen; sie werden nicht nur in krankenhausähnlichen Zimmern versorgt. [K157]

217. Welche Angebote zur Unterstützung älterer Menschen kennen Sie?

Unterstützungsangebote für ältere Menschen:
- Stationäre Wohn- und Pflegeeinrichtungen
- Ambulante Pflegedienste
- Teilstationäre Einrichtungen (Tagesstätten, Nachtcafés)
- Seniorenberatungsstellen bei Kommunen, Krankenkassen, caritativen Einrichtungen, freien Trägern
- Mobile Hilfsdienste (Essen auf Rädern)
- Selbsthilfeprojekte
- Kulturelle Einrichtungen.

218. Wie haben sich stationäre Einrichtungen historisch entwickelt?

Stationäre Einrichtungen haben sich aus Einrichtungen der Kirche und Ordensgemeinschaften zur Versorgung von Armen, Behinderten, Alten und Sterbenden entwickelt; etwa seit dem 7. Jahrhundert nach Christus.

219. Nennen Sie fünf Beispiele für stationäre Einrichtungen!

Beispiele stationärer Einrichtungen:
- Altenpflegeheime
- Altenwohnheime
- Seniorenstifte
- Geriatrische Kliniken
- Gerontopsychiatrische Kliniken.

220. Nennen Sie drei Beispiele für offene Einrichtungen der Altenhilfe!

Beispiele offener Einrichtungen:
- Beratungsstellen
- Seniorenclubs
- Selbsthilfegruppen
- Kulturelle Angebote
- Seniorenuniversität.

221. Nennen Sie zwei Beispiele für teilstationäre Einrichtungen!

Beispiele teilstationärer Einrichtungen:
- Tagespflege
- Nachtcafé
- Nachtpflege.

222. Nennen Sie drei Beispiele für Angebote im ambulanten Bereich!

Ambulante Angebote:
- Ambulante Pflegedienste
- Essen auf Rädern
- Betreutes Wohnen
- Notrufdienste
- Nachbarschaftshilfe.

223. Welche Leistungen bieten Altenwohnheime?

Leistungen von Altenwohnheimen:
- Barrierefreie Wohnungen (Bad und Küche, Notrufsystem) mit eigener Haushaltsführung durch die Senioren. Auf Wunsch kann hauswirtschaftliche und pflegerische Versorgung durch die Einrichtung in Anspruch genommen werden
- Ziel: Größtmögliche Selbstständigkeit, bei möglicher Unterstützung
- Meist an Altenheime und Altenpflegeheime angeschlossen.

224. Welche Leistungen bieten Altenwohnstifte bzw. Seniorenresidenzen?

Leistungen von Altenwohnstiften bzw. Seniorenresidenzen:
- Appartements mit selbstständiger Haushaltsführung und Versorgung
- Kulturelle Veranstaltungen und Gemeinschaftseinrichtungen (Kapelle, Sportanlagen, Restaurant, Therapieanlagen) werden bereitgestellt
- Bei Pflegebedürftigkeit Übersiedlung in ein Pflegeheim nötig.

225. Welche Leistungen bieten Altenheime?

Leistungen von Altenheimen:
- Zimmer oder kleine Appartements, Haushaltsführung wird von der Einrichtung übernommen
- Besonders für Menschen mit geringem Pflegebedarf geeignet
- Tritt als Wohnform im Vergleich zu Altenwohnheimen bzw. Pflegeheimen immer mehr in den Hintergrund.

226. Welche Leistungen bieten Altenpflegeheime?

Leistungen von Altenpflegeheimen:
- Größerer Wohnkomplex (Ein- und Mehrbettzimmer) mit Möglichkeiten für umfassende hauswirtschaftliche und pflegerische Leistungen
- Ziel: Aktivierende Pflege; Leistungen nach dem Individualitäts- und Normalitätsprinzip
- Verbleib bis zum Tod möglich.

227. Was versteht man unter „Betreutem Wohnen"?

Merkmale „Betreuten Wohnens":
- In sich abgeschlossene, barrierefreie Wohnungen (meist im Rahmen einer Wohnanlage), die an die Bewohner verkauft oder vermietet werden und mit Betreuungsleistungen verbunden sind.
- Dabei gibt es einen **Grundservice** (z. B. Notrufsystem, Hausmeisterdienste) und einen **Wahlservice** (Essensversorgung, ambulante Pflege), der bei Bedarf in Anspruch genommen werden kann.
- Da der Begriff rechtlich nicht geschützt ist, unterscheiden sich die Angebote zwischen den verschiedenen Trägern sehr stark.

228. Nennen Sie Vor- und Nachteile von „Betreutem Wohnen"!

Vorteile von betreutem Wohnen	Nachteile von betreutem Wohnen
• Barrierefreie Wohnung in angemessener Größe	–
• Erhaltung der Selbstständigkeit	• Gefahr der Isolierung und der Ghettoisierung
• Bei Bedarf Pflegeleistungen jederzeit abrufbar	• Wenn Pflegebedarf vorhanden, mit hohen Kosten verbunden
• Vermittlung weiterer Hilfsangebote, z. B. Reinigung, Einkaufshilfen, Mittagstisch	–
–	• Nicht geeignet für Menschen mit Orientierungsstörung, demenziellen Erkrankungen, Sturzgefährdung, psychiatrischen Erkrankungen oder bei Pflegebedarf in der Nacht

229. Wie funktionieren Haus- und Wohngemeinschaften für ältere Menschen?

Haus- und Wohngemeinschaften bieten neben Zimmern (in Wohngemeinschaften) oder kleinen Wohneinheiten (Hausgemeinschaften) Gemeinschaftsräume, die von allen Bewohnern gemeinsam genutzt werden (z. B. Küche, Wohnzimmer, Garten). Insgesamt gibt es hier eine große Vielfalt an Projekten. Hier leben sowohl Bewohner, die nicht auf Pflege angewiesen sind als auch solche, die einen hohen Pflegebedarf haben. Relativ junge Konzepte sind hier die Wohngemeinschaften für demenziell erkrankte Menschen oder auch generationsübergreifende Wohnprojekte, wo verschiedene Familien unterschiedlichen Alters zusammen leben.

230. Welche Merkmale zeichnen Wohn- und Hausgemeinschaften für demente Menschen aus?

Merkmale von Wohn- und Hausgemeinschaften für Menschen mit Demenz:
- Überschaubare, familienähnliche Gruppen
- Normalitätsprinzip
- Einbeziehung in die normalen Alltagsabläufe
- Barrierefreie Umgebung
- Einrichtungen, die den besonderen Bedürfnissen nach Orientierung, Ruhe, Stimulierung gerecht werden.

231. Unter welchen Bedingungen kann das Projekt einer Alten-WG funktionieren?

Rahmenbedingungen für Alten-WGs:
- Gute Beziehungen untereinander
- Privater Raum und Möglichkeit des Rückzugs und der Individualität
- Pflegebedarf Einzelner darf die Möglichkeiten der Gruppe nicht überschreiten
- Ggf. Unterstützung von außen, z.B. durch ambulanten Dienst.

232. Warum ist das Angebot einer Tagespflege sinnvoll?

Vorteile der Tagespflege:
- Unterstützung und Entlastung pflegender Angehöriger
- Leben zu Hause kann länger aufrecht erhalten werden
- Förderung von Selbstständigkeit
- Unterstützung von Ressourcen
- Verbindung mit rehabilitativen Maßnahmen möglich
- Vermittlung sozialer Kontakte für alte Menschen und Angehörige
- Gezielte und professionelle Förderung und Pflege alter Menschen (z.B. Körperpflege, Essenstraining, Gedächtnistraining).

233. Über welchen Zeitraum wird durch die Leistungen der Pflegeversicherung die Kurzzeitpflege finanziert?

Maximal vier Wochen pro Jahr wird Kurzzeitpflege über die Pflegeversicherung finanziert.

234. Welche Motive können zu einer Inanspruchnahme von Kurzzeitpflege führen?

Gründe für Inanspruchnahme von Kurzzeitpflege:
- Eigentliche Pflegepersonen verhindert
- Übergang (Zwischenstation) vom Krankenhaus zurück in die selbstständige Haushaltsführung
- Kennenlernen einer stationären Einrichtung („Probewohnen").

235. Welche Ziele verfolgen Angebote der Nachtpflege?

Ziele der Nachtpflege:
- Entlastung der pflegenden Angehörigen
- Hilfe für allein lebende Senioren
- Unterstützung eines normalen Schlafzyklusses.

5.2.2 Wohnen zu Hause

236. Wie hoch ist der Anteil alter Menschen, die in Einpersonenhaushalten leben?

Fast 50% der alten Menschen leben in Einpersonenhaushalten.

237. Wie hoch ist der Anteil alter Menschen, die noch in einer „normalen" Wohnung leben?

Ungefähr 90% der alten Menschen leben in einer „normalen" Wohnung.

238. Welche Bedeutung hat die Wohnung im Leben des Menschen? Nennen Sie fünf verschiedene Aspekte!

Bedeutung der Wohnung im Leben des Menschen:
- Sicherheit
- Selbstständigkeit
- Ausdruck der Persönlichkeit und Identität
- Rückzug
- Erholung
- Raum für soziale Kontakte
- Raum für Gestaltung und Aktion.

239. Warum hat der Wohnraum für alte Menschen eine besondere Bedeutung?

Bedeutung der Wohnung im Alter:
- Hier wird auf Grund der eingeschränkten Mobilität viel Zeit verbracht (etwa 80% des Tages)
- Erinnerungen und Einrichtungen gehören zur Identität des Menschen
- Vertrautheit mit dem Umfeld gibt Sicherheit
- Umfeld fördert oder behindert Selbstständigkeit.

240. Wovon ist die Auswahl der Wohnung im Alter abhängig?

Kriterien zur Auswahl einer Wohnung im Alter:
- Biographie
- Familiäre Situation
- Gesundheitszustand
- Interessen
- Finanzielle Möglichkeiten.

241. Welche Bedingungen des Wohnumfeldes sind für alte Menschen besonders wichtig?

Merkmale des Wohnumfeldes, die für alte Menschen wichtig sind:
- Wohnung nicht zu groß und nicht zu klein
- Anbindung durch öffentliche Verkehrsmittel
- Geschäfte, Ärzte, Bank, Kirche, ambulante Dienste etc. in erreichbarer Nähe (Infrastruktur)
- Nachbarschaftliche Kontakte
- Grünanlagen in der Nähe
- Erreichbare Freizeitangebote
- Sicherheitsgefühl.

242. Was erschwert Senioren das Verbleiben in der eigenen Wohnung?

Probleme, die das Leben in der eigenen Wohnung erschweren:
- Hilfs- und Pflegebedarf
- Aktivitäten des täglichen Lebens durch Barrieren (v. a. Bad und Treppen) erschwert
- Hindernisse und Sturzgefährdungen sind Risikofaktoren für weitere Einschränkungen.

243. Nennen Sie vier Bereiche des täglichen Lebens, in denen ältere Menschen eingeschränkt sein können!

Mögliche Einschränkungen des täglichen Lebens:
- Straßenverkehr, z. B. durch zu kurze Ampelphasen, hektische und schnelle Verkehrssituationen
- Einkaufen, z. B. durch kleine Preisschilder, Bücken an Regalen
- Öffentliche Gebäude, z. B. noch nicht überall behindertengerechte Einrichtungen
- Öffentliche Verkehrsmittel, z. B. nicht überall seniorengerechte Einstiegsmöglichkeiten, Umstellung auf Fahrkartenautomaten.

244. Auf welchen Ebenen kann sich Unselbstständigkeit ausdrücken?

Ausdruck von Unselbstständigkeit:
- Emotional
- Körperlich
- Kognitiv
- Sozial
- Ökonomisch
- Ökologisch.

245. Was versteht man unter dem Begriff „Barrierefreies Wohnen"?

Stichwort „Barrierefreies Wohnen": Wohnung und Einrichtung sind so gestaltet, dass sie auch von Menschen mit Bewegungseinschränkungen genutzt werden können.
Beispiele: keine Schwellen, Rampen statt Stufen, Aufzug, breite Türrahmen, unterfahrbare und höhenverstellbare Arbeitsflächen, niedrigere Arbeitshöhe, Armaturen, Griffe, Bett von drei Seiten zugänglich, gute Beleuchtung, Sitzhöhe im WC, Dusche ohne Schwelle.

246. Was versteht man unter einer „Substandard-Wohnung"?

Substandard-Wohnung = Wohnung, die nicht der durchschnittlichen Ausstattung und dem allgemeinen Komfort von Wohnungen entspricht, z. B. ohne Zentralheizung, Toilette auf dem Flur, kein Bad.

247. Können Zuschüsse für eine Anpassung der Wohnung im Alter in Anspruch genommen werden?

Die Pflegekasse gewährt Zuschüsse zur Wohnraumanpassung, wenn die häusliche Pflege dadurch ermöglicht, erheblich erleichtert oder eine selbstständige Lebensführung wiederhergestellt wird. Zu den Wohnraumanpassungsmaßnahmen gehört u. a. die Beratung über altersgerechtes Wohnen.

248. Welche Möglichkeiten der Alltagsgestaltung mit alten Menschen kennen Sie? Nennen Sie fünf Beispiele!

Gruppen- oder Einzelangebote zur Alltagsgestaltung in den Bereichen:
- Beschäftigung
- Kreative Gestaltung
- Bewegung
- Feste feiern
- Musizieren
- Gedächtnistraining.

249. Welche Auswirkungen hat das Zusammenleben mit Tieren?

Auswirkungen des Zusammenlebens mit Tieren:
- Höhere Lebenszufriedenheit
- Anregung körperlicher Aktivität
- Unterstützung sozialer Kontakte
- Größeres Wohlbefinden
- Entspannung
- Antidepressive Wirkung
- „Berührungen".

5.2.3 Wohnen im Alten- und Pflegeheim

250. Wie hoch ist der Anteil der über 60-Jährigen, die derzeit in Alten- und Pflegeheimen leben?

Ungefähr 3–5 % der über 60-Jährigen leben in Alten- und Pflegeheimen.

251. Wie hoch ist der Anteil der Pflegebedürftigen nach SGB XI, die derzeit in Alten- und Pflegeheimen leben?

- Ungefähr 30 % der Pflegebedürftigen nach SGB XI leben in Alten- und Pflegeheimen
- Dabei zeichnet sich ein Trend ab, dass zunehmend Menschen mit Pflegestufe II und III in stationären Einrichtungen versorgt werden.

252. Welcher Trend zeichnet sich für die Bewohnerstruktur von stationären Einrichtungen ab?

Trend für die Bewohnerstruktur in stationären Einrichtungen:
- Zunehmend ältere Menschen (85 Jahre und älter)
- Zunehmend höhere Pflegestufen (Pflegestufen II und III)
- Immer mehr Alleinstehende
- Immer kürzere Verweildauer.

253. Nennen Sie fünf Motive alter Menschen für den Übergang in ein Alten- und Pflegeheim!

Motive alter Menschen für den Übergang ins Alten- und Pflegeheim:
- Pflegebedürftigkeit
- Keine selbstständige Lebensführung mehr möglich
- Keine anderen Versorgungsmöglichkeiten (z. B. durch Familie oder ambulante Dienste) möglich
- Fehlende Information über Versorgungsangebote zu Hause
- Oft kurzfristige Entscheidung nach Akuterkrankung, z. B. mit Krankenhausaufenthalt.

254. Welche Kriterien spielen bei der Entscheidung der Angehörigen eine Rolle, wenn Sie ein Familienmitglied in ein Alten- und Pflegeheim geben? Nennen Sie fünf mögliche Beweggründe!

Gründe der Angehörigen bei der Entscheidung für den Übergang ins Alten- und Pflegeheim:
- Selbstständige Lebensführung des alten Menschen nicht mehr möglich, v. a. bei demenziellen Erkrankungen
- Verschlechterung des Gesundheitszustandes des alten Menschen
- Familiäre Belastung durch die Pflege
- Überforderung
- Keine Alternativen der Versorgung
- Finanzielle Gründe
- Eigene Krankheit
- Wohnortwechsel
- Wunsch der pflegebedürftigen Angehörigen in ein Heim zu gehen, z. B. weil sie nicht zur Last fallen wollen
- Zu enger eigener Wohnraum.

255. Was sind häufige Reaktionen alter Menschen auf die Übersiedlung in ein Alten- und Pflegeheim? Nennen Sie fünf typische Reaktionsweisen!

Reaktionen nach Umzug ins Alten- und Pflegeheim:
- Sozialer Rückzug
- Interesselosigkeit
- Depressive Stimmung bis hin zu Suizidgedanken
- Negative Zukunftserwartungen
- Weinen
- Appetitlosigkeit
- Sterberate in den ersten drei Monaten nach Heimeinzug besonders hoch.

256. Unter welchen Voraussetzungen kann der Übergang in ein Seniorenhaus gelingen? Nennen Sie fünf Stichpunkte!

Der Übergang in ein Seniorenhaus kann gelingen, wenn
- die Entscheidung freiwillig getroffen wurde
- die Einrichtung bewusst gewählt bzw. aus verschiedenen Möglichkeiten ausgesucht wurde
- der Umzug in Ruhe vorbereitet werden konnte

- der Übergang selbst und bewusst gestaltet werden kann (z. B. keine starken geistigen und körperlichen Einschränkungen, die die Anpassung ans Heim erschweren)
- die Einbeziehung in soziale Kontakte im Seniorenhaus stattfindet
- wohnliche Atmosphäre gegeben werden kann
- ein passender Zimmernachbar bei Einzug ins Doppelzimmer vorhanden ist
- evtl. Haustiere mitgebracht werden können.

257. Wie zeigt sich ein gängiges negatives, gesellschaftliches Klischee vom Leben in Alten- und Pflegeheimen? Nennen Sie fünf Schlagworte!

Typische Negativklischees zu Alten- und Pflegeheimen:
- Krankheit
- Endstation
- Sterben
- Hilflosigkeit
- Abgeschobensein
- Ausgeliefertsein.

258. Nennen Sie Vorteile und Nachteile für ein Leben im Alten- und Pflegeheim!

Vorteile des Lebens im Alten- und Pflegeheim	Nachteile des Lebens im Alten- und Pflegeheim
• Sicherheit	• Nachteile sind abhängig von der Lage, Ausstattung und Führung der Einrichtung sowie von den dort arbeitenden und lebenden Menschen
• Pflegerische Unterstützung bei Aktivitäten des täglichen Lebens	• Verlust von vertrauter Umgebung
• Schnelle Hilfe in Notfällen	• Verlust von Routinen, Tagesstrukturen und gewohnten Alltagsabläufen
• 24-Stunden-Versorgung	• Verlust an Privatsphäre (Mehrbettzimmer, offene Türen)
• Professionelle Betreuung: Ärzte, Therapeuten und Fachkräfte sind vor Ort	• Wachsende Pflegebedürftigkeit durch nicht fachgerechte Betreuung
• Neue soziale Kontakte	• Verlust von sozialen Kontakten
• Entlastung von Angehörigen	• Verlust der Selbstständigkeit
• Entlastung von eigenen Pflichten (großes Haus, großer Garten)	• Gefühl der Abhängigkeit und Wertlosigkeit →

Vorteile des Lebens im Alten- und Pflegeheim	Nachteile des Lebens im Alten- und Pflegeheim
• Neue Aufgabenfelder im Rahmen der eigenen Möglichkeiten (Beschäftigung)	• Druck zur Anpassung an die Institution
• Religiöse Betreuung	• Gefühl, die letzte Station erreicht zu haben und keine Ziele mehr sehen

259. Was ist unter dem Begriff „territoriale Gestaltung" eines Zimmers zu verstehen?

„Territoriale Gestaltung" eines Zimmers meint die Einteilung persönlicher und individuell gestalteter Bereiche in einem Doppel- oder Mehrbettzimmer. Der Bewohner kann erkennen, dass dies „seine Ecke" ist.

260. An welchen individuellen Bedürfnissen sollte sich die Organisation stationärer Einrichtungen orientieren?

Organisation im Hinblick auf individuelle Bedürfnisse der Bewohner:
- Auf persönliche Wünsche abgestimmte Pflege- und Betreuungsleistungen (**Individualisierung**), z. B. Duschen am Abend
- Reaktion auf persönliche Veränderungen (**Flexibilisierung**), z. B. Anpassung an längere Schlafzeiten am Morgen
- Anpassung an familiäre und private Abläufe, Tagesstrukturen und Angebote (**Normalitätsprinzip**), z. B. Gestatten von Haustieren.

261. Welche Möglichkeiten kennen Sie, die Orientierungsmöglichkeiten innerhalb einer stationären Einrichtung zu unterstützen? Geben Sie fünf Beispiele an!

Möglichkeiten der Unterstützung von Orientierung:
- Verschiedenfarbige Wohnbereiche
- Beschilderung
- Individuelle Gestaltung von Türen mit individuellen „Erkennungsmerkmalen", z. B. Foto des Bewohners
- Uhr
- Kalender
- Große Schriften
- Feste Sitzordnungen im Essensbereich
- Namensschilder für Pflegefachkräfte
- Jahreszeitliche Gestaltung der Gemeinschaftsräume.

262. Wie können Sie einen alten Menschen beim Übergang in eine stationäre Einrichtung ganz konkret unterstützen?

Unterstützungsmöglichkeiten beim Übergang in eine stationäre Einrichtung:
- Vorab Besuch durch Pflegefachkräfte in der eigenen Wohnung
- Vorab Besichtigung der Einrichtung und, wenn möglich, des neuen Zimmers
- Evtl. Probewohnen
- Gemeinsame Übergangsplanung

- Akzeptanz und Berücksichtigung individueller Wünsche und Besonderheiten
- Aktivitäten und Selbstständigkeit, wo möglich, unterstützen
- In Pflegeplanung und Abläufe mit einbeziehen
- Kontakte zu anderen Mitbewohnern fördern
- Anregungen zur Tagesgestaltung geben
- Orientierung in der neuen Umgebung unterstützen
- Zuteilung bestimmter Bezugspersonen
- Herzliches Willkommen am ersten Tag
- Zeit zum Eingewöhnen lassen
- Mit Namen ansprechen
- Persönliche Zimmergestaltung unterstützen.

263. Was versteht man unter „Institutionalisierungseffekten"?

Folgen, die durch einen längeren Aufenthalt in einer stationären Einrichtung (Institution) auftreten:
- Nachlassende Anpassungsfähigkeit
- Abnahme der sozialen Kontakte
- Veränderung des Zeitempfindens und des Zeitbezuges
- Abnahme des Selbstwertgefühls.

264. Was besagt das Konzept der „erlernten Hilflosigkeit" nach Seligman?

Durch die Erfahrung, keine Kontrolle über die Auswirkungen des eigenen Verhaltens zu haben (Kontrollverlust), kommt es zu Symptomen der Depressivität und Passivität (Hilflosigkeit).

265. Wie kann nach der Theorie der „erlernten Hilflosigkeit" die Lebensqualität in einem Altenheim gesteigert werden?

Die Lebensqualität im Altenheim kann nach der Theorie der „erlernten Hilflosigkeit" dadurch gesteigert werden, dass Bewohnern mehr Entscheidungs- und Gestaltungsmöglichkeiten gegeben werden, z. B. durch flexible Essenszeiten nach Bedürfnissen der Bewohner, Übernahme von Hilfstätigkeiten im Garten oder Haushalt, Gestaltung des eigenen Zimmers.

266. Worauf sollte beim Bau und bei der Einrichtung eines Alten- und Pflegeheimes geachtet werden? Nennen Sie fünf wichtige Kriterien!

Kriterien beim Bau eines Alten- und Pflegeheimes:
- Raumvorgaben müssen der Heimmindestbauverordnung entsprechen
- Helle Räume
- Klare Aufteilung
- Sitzmöglichkeiten im Flur
- Handläufe
- Orientierungshilfen
- Große Hinweisschilder
- Auffällige Kennzeichnung der WCs
- Raum für Bewegung, innen und außen
- Ausreichende Beleuchtung.

5.3 Fragen zu Handlungssituationen

Fall 267

Frau Fraglich ist 87 Jahre alt. Bisher hat sie alleine in ihrer 5-Zimmer-Wohnung im dritten Stock eines Mehrfamilienhauses gewohnt (ohne Aufzug). Hier lebte sie schon mit ihrem Mann, als die Kinder noch zur Schule gingen. Einige Nachbarn kennt sie schon seit langer Zeit.

Frau Fraglich ist seit neun Jahren verwitwet. Eine Tochter wohnt mit ihrer Familie ganz in der Nähe und kommt zweimal in der Woche bei ihrer Mutter vorbei, um sie im Haushalt zu unterstützen. Frau Fraglich macht kleine Einkäufe immer noch selbst beim Bäcker um die Ecke. Einmal in der Woche telefoniert sie mit einer alten Schulfreundin, die schon seit Jahren pflegebedürftig ist. Besondere Freude hat Frau Fraglich an der Pflege ihrer Blumen und an ihrem Wellensittich.

Seit einiger Zeit leidet Frau Fraglich unter starkem Schwindel. Sie ist bereits mehrfach in ihrer Wohnung gestürzt, ohne sich jedoch größeren Schaden zuzufügen. Einmal kam ihre Tochter glücklicherweise zufällig zur Hilfe. Außerdem hat die Arthrose immer mehr zugenommen, so dass das Treppensteigen für Frau Fraglich nur noch schwer und unter Schmerzen möglich ist.

Diese Situation macht Frau Fraglich Angst und sie informiert sich nun, welche Möglichkeiten des Wohnens und Lebens mit ihren Einschränkungen sinnvoll sind.

267.a Welche Bedeutung spielt die eigene Wohnung für Frau Fraglich?

Bedeutung der eigenen Wohnung:
- Ausdruck der eigenen Identität: Hier wohnt sie schon so lange
- Erinnerungen an ihren verstorbenen Mann
- Nähe zur Tochter
- Soziales Netz: Kontakte in der Nachbarschaft
- Raum für Hobbies: Blumen, Wellensittich
- Sicherheit und Vertrautheit: Hier kennt sie jeden Winkel, jede Schwelle
- Selbstständigkeit: Versorgt sich selbst, kann Einkäufe alleine erledigen
- Ressourcen- und Kompetenzerhaltung durch Selbstständigkeit.

267.b Nennen Sie die Vor- und Nachteile, die ein ambulanter Pflegedienst für Frau Fraglich hätte!

Vor- und Nachteile eines ambulanten Dienstes:

Vorteile Ambulanter Dienst	Nachteile Ambulanter Dienst
• Kann in eigener Wohnung bleiben	• Bei Komplikationen außerhalb der Besuchszeiten ist keine Hilfe vor Ort
• Erhaltung größtmöglicher Selbstständigkeit	• Je nach Pflegeeinstufung von Frau Fraglich muss sie die Kosten für den ambulanten Dienst (zu einem großen Teil) selbst tragen
• Erhaltung sozialer Kontakte	• Durch Mobilitätseinschränkungen (Frau Fraglich kann wegen ihrer Arthrose das Haus nicht mehr verlassen) nimmt die soziale Isolation zu, was durch den Besuch eines ambulanten Dienstes nicht verhindert werden kann
• Unterstützung nur da, wo Frau Fraglich auf Hilfe angewiesen ist, evtl. Angebot des Notrufsystems für schnelle Hilfe vor Ort	• Die Sturzgefahr kann auf diese Weise nicht umfassend genug kontrolliert werden
• Kontrolle und Sicherheit durch regelmäßige Hausbesuche und vielleicht auch einen Schlüssel zur Wohnung	• Betreuung findet nur zu bestimmten Zeiten statt
–	• Frau Fraglich benötigt kaum Hilfe bei Grund- und Behandlungspflege: Was soll ein Pflegedienst da tun und abrechnen?

267.c Nennen Sie die Vor- und Nachteile, die Betreutes Wohnen für Frau Fraglich hätte!

Vor- und Nachteile des Betreuten Wohnens:

Vorteile Betreutes Wohnen	Nachteile Betreutes Wohnen
• Barrierefreies Wohnen	• Umzug nötig
• Frau Fraglich wäre in ihrer Mobilität nicht mehr so eingeschränkt und könnte z. B. auch wieder selbstständig das Haus verlassen	• Verlust vertrauter Umgebung
• Dadurch Erhaltung von Ressourcen und Selbstständigkeit	• Verlust des vertrauten sozialen Umfeldes
• Selbstständiges Wohnen	• Wenn mehr Pflegebedarf benötigt wird, kann das Betreute Wohnen sehr teuer werden bzw. ein erneuter Umzug nötig sein
• Hilfe bei Bedarf abrufbar	• Wenn kein Notrufsystem vorhanden ist, werden Stürze auch hier nicht von außen registriert
• Pflegeleistungen bei Bedarf abrufbar	• Umfeld, in dem nur noch alte Menschen wohnen (Ghettoisierung)
• Pflegedienst und professionelle Hilfe bei Sturz direkt vor Ort	–
• Flexible Veränderungen in der Betreuung je nach Gesundheitszustand	–

267.d Nennen Sie die Vor- und Nachteile, die der Umzug in ein Seniorenhaus für Frau Fraglich hätte!

Vor- und Nachteile des Seniorenhauses:

Vorteile Seniorenhaus	Nachteile Seniorenhaus
• Rund-um-die-Uhr-Betreuung	• Bei geringem Pflegebedarf (Pflegestufe 0 oder 1) fallen hohe Kosten für Frau Fraglich an
• Direkte Reaktion auf Sturz möglich	• Verlust selbstständiger Lebensführung
• Sturzprophylaxen (Protektor-hose, Barrierefreiheit) sehr gut umsetzbar	• Verlust des vertrauten Umfeldes
• Barrierefreies Wohnen	• Verlust alter sozialer Kontakte
• Gezielte Unterstützung der Mobilität durch Barriere-freiheit im Heim und gezielte Angebote (Ausflüge, organi-sierte Feste im Seniorenhaus)	• Verlust vertrauter Tagesabläufe und Routinen (Essenkochen, Einkaufen, Geldverwaltung, Zimmergestaltung, Blumen-pflege)
• Förderung sozialer Kontakte und Beschäftigung	• Kann der Wellensittich mit ins Heim umziehen?
• Bei steigendem Pflegebedarf ist kein neuer Umzug mehr nötig	• Verlust von Privatsphäre
• Aufbau neuer sozialer Kontakte möglich	• Dadurch insgesamt Verlust von physischen und psychischen Ressourcen
• Entlastung von Haushalts-pflichten und Verantwortung für die große Wohnung	• Gefühl der Abhängigkeit
–	• Gefühl, die letzte Station im Leben erreicht zu haben
–	• Evtl. Trauerreaktion oder depressive Reaktionen nach Umzug

267.e Nennen Sie die Vor- und Nachteile, die das Leben in einer Wohngemeinschaft für Frau Fraglich hätte!

Vor- und Nachteile der Wohngemeinschaft:

Vor- und Nachteile sind davon abhängig, welcher Art die Wohngemeinschaft ist. Hier gibt es ganz unterschiedliche Projekte, vom selbstorganisierten Wohnen von Senioren über generationenübergreifende Wohnmodelle bis hin zu professionell organisierten Hausgemeinschaften. Allgemein können folgende Punkte genannt werden:

Vorteile Wohngemeinschaft	Nachteile Wohngemeinschaft
• Kleine eigene Wohneinheit	• Frau Fraglich hat lange alleine gelebt, der Übergang in die Wohngemeinschaft kann daher schwer sein
• Privatsphäre und Selbstständigkeit bleiben erhalten	• Verlust der eigenen Wohnung und des vertrauten Umfeldes
• Entlastung von umfassenden Haushaltspflichten	• Kann die Wohngemeinschaft professionell auf Sturzereignisse reagieren?
• Dennoch auch selbstständige Tätigkeiten im Gemeinschaftsbereich möglich, z. B. Kochen, Garten	• Kann ein evtl. steigender Pflegebedarf hier aufgefangen werden?
• Soziale Kontakte	• Kosten?
• Anwesenheit anderer und damit unmittelbare Reaktion auf Schwindel und Stürze möglich	–
• Je nach Projekt auch Zusammenleben mit jüngeren Generationen und Übernahme von Aufgaben für Andere möglich (Gefühl gebraucht zu werden)	–
• Normalität und Vertrautheit von Tagesabläufen und Routinen	–
• Individualität in der Gestaltung des Tages möglich	–
• Barrierefreies Wohnen und dadurch Förderung der Mobilität	–

267.f Nennen Sie die Argumente, die die Tochter von Frau Fraglich für den Umzug in ein Seniorenhaus bringen könnte!

Argumente der Tochter für einen Umzug von Frau Fraglich ins Seniorenhaus:

- Entlastung der Tochter bei der Haushaltshilfe
- Tochter sieht Belastung der Mutter durch die große eigene Wohnung
- Entlastung in der Sorge um Sturzgefahr der Mutter, weil sie im Heim rund um die Uhr betreut wird
- Tochter sieht Verschlechterung des Gesundheitszustandes und kann/will anfallende Pflegeleistungen nicht selbst erbringen, z. B. wegen eigener familiärer oder beruflicher Belastung
- Tochter kann oder will Mutter nicht zu sich ins eigene Haus nehmen
- „Innere Nähe durch äußere Distanz".

267.g Frau Fraglich hat sich nun für den Umzug in ihr Seniorenhaus entschieden. Wie können Sie sie dabei im Vorfeld schon unterstützen?

Unterstützung bei der Vorbereitung des Umzuges:

- Feste Bezugsperson im Heim benennen, die für Frau Fraglich in den ersten Wochen vorwiegend zuständig ist
- Diese besucht Frau Fraglich vor Umzug schon in der eigenen Wohnung
- Auch Besuch im Seniorenhaus soll schon vor dem Umzug möglich sein
- Besichtigung des neuen Zimmers
- Hilfen bei der Planung des Umzugs, z. B. welche Möbel und Gegenstände mitgenommen werden können
- Möglichkeiten für die Versorgung des Wellensittichs, wenn eben möglich im Seniorenhaus, suchen
- Für Informationen und Beratung zur Verfügung stehen
- Information über neue Tagesabläufe
- Planung von Kontakten und Terminen in den ersten Wochen nach dem Umzug schon im Voraus (Ziele setzen)
- Gestaltung des neuen Zimmers besprechen
- Frau Fraglich viele Entscheidungsspielräume und Kontrollmöglichkeiten lassen.

267.h Wie können Sie Frau Fraglich in den ersten Tagen unterstützen?

Unterstützung in den ersten Tagen im Seniorenhaus:

- Persönliches und herzliches Willkommen beim Einzug ins Seniorenhaus
- Mit Namen ansprechen
- Feste Bezugspersonen benennen
- Bei der Einrichtung und Gestaltung des Zimmers unterstützen
- Information über die Abläufe im Haus
- Informationen über die Beschäftigungsmöglichkeiten im Haus und außerhalb (z. B. Bushaltestelle, Einkaufsmöglichkeiten)
- Vorstellen von Mitarbeitern
- Anregung sozialer Kontakte z. B. beim Mittagessen im Gemeinschaftsraum
- Gezielte Auswahl von Mitbewohnern, die Frau Fraglich vorgestellt werden

- Aufforderung zur Beteiligung an sozialen Aktivitäten im Haus
- Zeit zum Eingewöhnen lassen
- Alte Gewohnheiten und Tagesabläufe von Frau Fraglich berücksichtigen (Normalitätsprinzip)
- Individuelle Pflegeplanung erstellen
- Zeit für Einzelgespräche nehmen (Individualitätsprinzip).

267.i Welche Vorteile hätte es, wenn Frau Fraglich ihren Wellensittich mitbringen würde?	Vorteile: • Vertrautes aus der alten Wohnung; dadurch weniger Heimweh und Fremdheitsgefühle • Beibehalten einer eigenen Aufgabe; dadurch weniger Abhängigkeitsgefühle, Kontrollverlust, depressive Entwicklungen, Verlust von Ressourcen • Wellensittich bringt Frau Fraglich mit Anderen ins Gespräch; dadurch Vermittlung sozialer Kontakte • Versorgung des Wellensittichs gibt dem Leben Ziel und Sinn und erfordert auch körperliche Aktivität; dadurch Unterstützung von Lebenszufriedenheit, Mobilität und körperlichen Ressourcen • Frau Fraglich kann ihr „Hobby" weiter pflegen (Kontinuität); dadurch Förderung von Lebensqualität und Identität • Wellensittich als „Gesprächspartner"; dadurch Verringerung von Einsamkeitsgefühlen.
267.j Wie könnten sie im Falle von Frau Fraglich dem Phänomen der „Erlernten Hilflosigkeit" vorbeugen?	Vermeidung des Phänomens „Erlernte Hilflosigkeit": Depressive Entwicklungen ergeben sich aus dem Gefühl des Kontrollverlustes. Also ist es wichtig, Frau Fraglich Aufgaben oder Bereiche zu übertragen, für die sie selbst verantwortlich ist, z.B. Pflege des Wellensittichs, Pflege der Blumen in den Gemeinschaftsräumen; Aufgaben beim Tischdecken oder in der Hauswirtschaft (Wäsche falten), Aufgaben im Garten geben. Es ist wichtig, dass Frau Fraglich die übertragenen Aufgaben vertraut sind (Biographieaspekt), dass sie diese gerne übernimmt und davon nicht überfordert wird. Sie sollte „Erfolgserlebnisse" sehen können und auch Lob und Unterstützung erhalten.
267.k Wie könnten Sie Frau Fraglich bei der „territorialen Gestaltung" ihres Zimmers unterstützen?	Unterstützung bei der territorialen Gestaltung: Möglichkeit geben, eigene Einrichtungsgegenstände oder Erinnerungsstücke mitzubringen, z.B. Stuhl, Sessel, Kommode, Wellensittich, Pflanzen, Familienfotos, Bilder und Dekorationsgegenstände aus der eigenen Wohnung, Bild von der alten Wohnung. In Abhängigkeit von den Räumlichkeiten (Einzel- oder Doppelzimmer) gibt es bei der Gestaltung mehr oder weniger umfangreiche Möglichkeiten. Die Dekoration und Gestaltung sollte auf jeden Fall mit Frau Fraglich zusammen durchgeführt werden. Ihre Wünsche sind entscheidend.

6 Sexualität im Alter

6.1 Themenübersicht

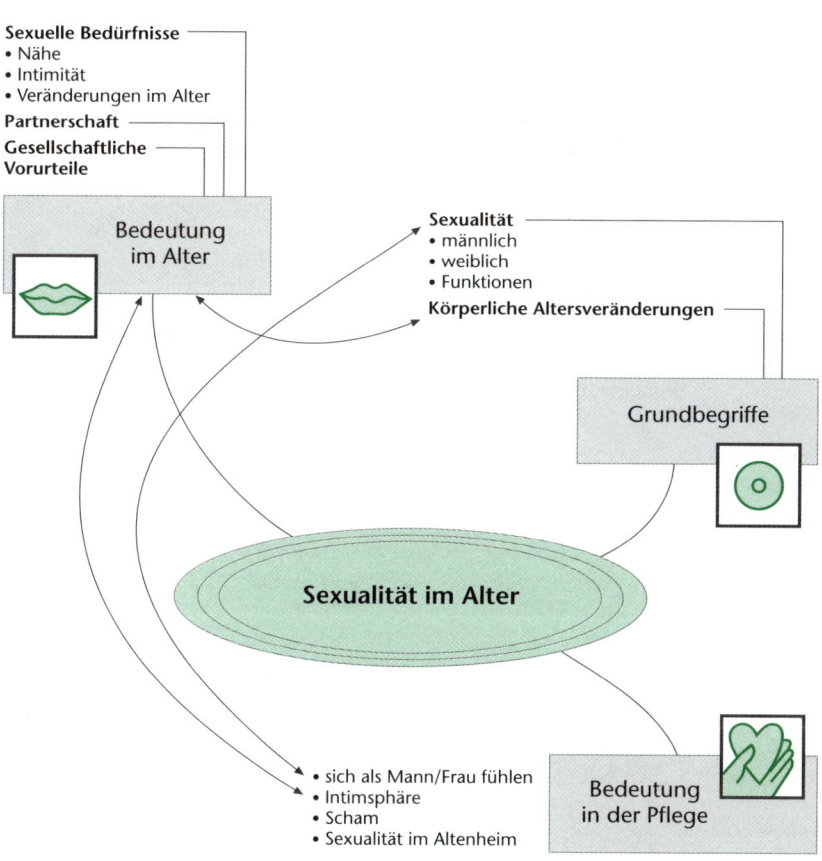

Sexuelle Bedürfnisse
• Nähe
• Intimität
• Veränderungen im Alter

Partnerschaft

Gesellschaftliche Vorurteile

Bedeutung im Alter

Sexualität
• männlich
• weiblich
• Funktionen

Körperliche Altersveränderungen

Grundbegriffe

Sexualität im Alter

• sich als Mann/Frau fühlen
• Intimsphäre
• Scham
• Sexualität im Altenheim

Bedeutung in der Pflege

Abb. 12: Mindmap **„Sexualität im Alter"**

6.2 Allgemeine Fragen

6.2.1 Grundbegriffe

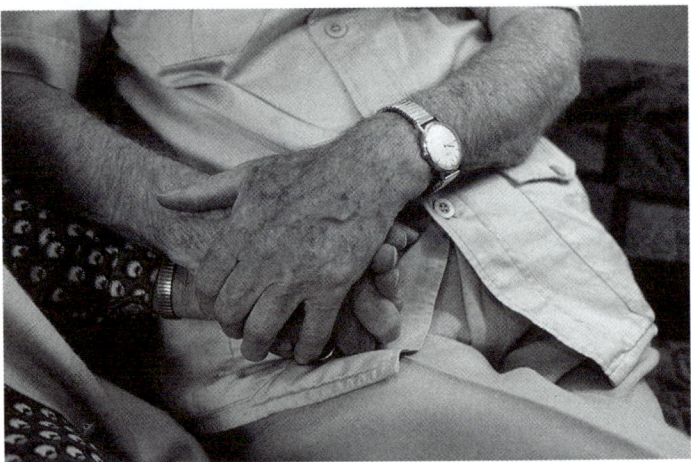

Abb. 13: Die Sexualität alter Menschen wird vom Umfeld nur dann akzeptiert oder sogar als „niedlich" empfunden, wenn sie nicht über Händchen halten und Küsschen geben hinausgeht. [K157]

268. Was versteht man unter „Sexualität"?

Sexualität lässt sich definieren als:
- Geschlechtliche Lebensäußerungen
- Im engeren Sinne: Geschlechtsverkehr, körperliche Erotik
- Im weiteren Sinne: Seelisch-geistige Liebe, Zärtlichkeiten, Nähe, Wärme.

269. Nennen Sie vier Funktionen, die Sexualität für jeden Menschen hat?

Funktionen menschlicher Sexualität:
- Lustfunktion: Befriedigung körperlicher Bedürfnisse
- Sozialfunktion: Suche nach Gemeinschaft
- Fortpflanzungsfunktion: Zeugung von Nachkommen
- Identitätsfunktion: Ausdruck von Lebensfreude und Vitalität.

270. Welche körperlichen Veränderungen stellen sich bei Frauen im Alter ein?

Körperliche Veränderungen bei Frauen im Alter:
- Verringerte Produktion der Gleitsubstanz
- Orgasmus ist kürzer
- Zeit bis zum Orgasmus dauert länger.

271. Welche körperlichen Veränderungen stellen sich bei Männern im Alter ein?

Körperliche Veränderungen bei Männern im Alter:
- Zeit bis zur Erektion dauert länger
- Erektion weniger intensiv
- Ejakulat wird weniger
- Refraktärzeit verlängert.

272. Was kann sexuelle Empfindungen im hohen Lebensalter beeinträchtigen?

Beeinträchtigung sexueller Empfindungen im höheren Lebensalter durch:
- Körperliche Erkrankungen, z. B. Prostataleiden, Parkinson, Stoma, Katheter, Lähmungen nach Apoplex
- Psychische Erkrankungen, z. B. Depression, Angststörungen
- Demenzielle Erkrankungen
- Medikamente
- Psychosoziale Veränderungen
- Traumata durch frühere negative Erlebnisse.

273. Welche Erkrankungen können das sexuelle Leben alter Menschen besonders beeinträchtigen? Nennen Sie fünf Beispiele!

Erkrankungen, die sexuelles Leben im Alter beeinträchtigen können:
- Erkrankungen im Bereich der Blase und der Geschlechtsorgane, z. B. Harnweginfekte, Prostatahyperplasie
- Herz-, Kreislauferkrankungen
- Durchblutungsstörungen
- Leber- und Nierenerkrankungen
- Multiple Sklerose
- Morbus Parkinson
- Demenzielle Erkrankungen
- Alkohol- oder Medikamentenmissbrauch
- Depression.

274. Welche Medikamente können die Sexualität alter Menschen besonders beeinflussen? Geben Sie fünf Beispiele an!

Medikamente mit Einfluss auf die Sexualität:
- Herzpräparate
- Blutdrucksenkende Mittel
- Diuretika
- Medikamente zur Senkung der Blutfettwerte
- Entzündungshemmende Präparate
- Antiepileptika
- Antidepressiva.

6.2.2 Bedeutung für alte Menschen

275. Welche Trends zeichnen sich beim Thema Sexualität im Alter ab?

Trends zur Sexualität im Alter:
- Menschen haben auch im höheren Lebensalter sexuelle Bedürfnisse
- Sie suchen nach festen Bindungen und Partnerschaften
- Thema ist gesellschaftlich nach wie vor tabuisiert. Es zeigen sich aber auch Veränderungen in den Klischees.

276. Wie verändern sich sexuelle Bedürfnisse im hohen Lebensalter?

Veränderung sexueller Bedürfnisse:
- Veränderung im genital-biologischen Bereich durch hormonelle Veränderungen bei Männern und Frauen. Diese müssen aber nicht zu Einschränkungen der genitalen Sexualität führen

- Bedürfnisse auf nicht-genitaler Ebene (seelisch-geistige Liebe) bleiben unverändert bestehen
- Sexualleben wird oft auch als entspannter und schöner erlebt, weil Angst vor Schwangerschaft oder das Gefühl sich beweisen zu müssen wegfallen.

277. Welche Faktoren spielen dabei eine Rolle, wie aktiv Menschen ihre Sexualität im Alter leben?

Einflussfaktoren der sexuellen Aktivität:
- Physisches und psychisches Befinden
- Existenz einer Partnerschaft
- Eigene Einstellung zur Sexualität
- Räumliche Möglichkeiten für Intimität.

278. Welche Bedeutung hat die Partnerschaft im Leben alter Menschen?

Bedeutung von Partnerschaft im Alter:
- Befriedigung sexueller Bedürfnisse: Zärtlichkeit, Berührung
- Befriedigung sozialer Bedürfnisse: Vertrauen, Verständnis, Wichtigsein, Unterstützung.

279. Warum ist es für allein stehende Frauen im Alter oft schwerer einen Partner zu finden als für Männer?

Frauen finden im Alter oft schwerer einen Partner als Männer aus folgenden Gründen:
- Mehr Frauen als Männer in dieser Altersgruppe
- Gesellschaftliche Stereotype und Reaktionen aus dem Umfeld
- Bewusste Selbstständigkeit und Unabhängigkeit der Frauen
- Fehlende Möglichkeiten zur Kontaktaufnahme.

280. Welche Vorurteile bestehen gegenüber der Sexualität alter Menschen?

Vorurteile zur Sexualität im Alter:
- Kein Interesse mehr an Sexualität
- Sexualität nicht mehr möglich
- Rein seelisch-geistige Beziehungen
- Körperliche Liebesbeweise zwischen alten Menschen gelten immer noch als unnormal oder unschicklich.

6.2.3 Bedeutung in der Pflege

281. Warum ist Sexualität in der Pflege ein Thema?

Bedeutung der Sexualität in der Pflege:
- Pflegehandlungen als Eingriff in die Intimsphäre
- Alter Mensch hat sexuelle Empfindungen
- Pflegefachkraft hat sexuelle Empfindungen.

282. Auf welche Merkmale achten Sie bei der AEDL „Sich als Mann/Frau fühlen"? Geben Sie fünf mögliche Beobachtungen an, die Sie hier machen können!

Beobachtungen zum AEDL „Sich als Mann/Frau fühlen":
- Beziehung zu Partner/-in und Kindern
- Einnehmen klassischer Männer- bzw. Frauenrollen
- Kontakte zu Mitbewohnern
- Geschlechtstypische Attribute (z. B. Kleidung, Schmuck, Zigarre)
- Geschlechtstypische Interessen und Verhaltensweisen (z. B. Frisör, Stricken, Handwerken)
- Schamgefühl
- Pflege durch andersgeschlechtliche Pflegefachkraft möglich
- Sexuelle Gewalterfahrungen in der Biographie
- Probleme bei der Intimpflege.

283. Wie können Sie im Rahmen der Intimpflege die Würde des alten Menschen wahren? Nennen Sie fünf Beispiele!

Möglichkeiten bei der Intimpflege die Würde des Menschen zu wahren:
- Intimpflege nach Möglichkeit selbst machen lassen
- Bei Intimpflege vor Blicken Dritter schützen
- Wünschen nach gleichgeschlechtlicher Pflege nachkommen
- Auf Kleidung und Aussehen achten
- Vor Betreten des Zimmers anklopfen
- Nicht ohne Erlaubnis an Schränke oder persönliche Gegenstände des alten Menschen gehen
- Distanz und Respekt wahren.

284. Wie können Sie als Pflegefachkraft ihre eigene Intimsphäre wahren?

Möglichkeiten zur Wahrung der Intimsphäre der Pflegefachkraft:
- Reflexion des eigenen Umgangs mit Nähe und Sexualität
- Supervision
- Eindeutige Grundhaltung den Pflegebedürftigen gegenüber
- Schutzkleidung oder Handschuhe verwenden
- Unangenehme Arbeit mit Kollegen gemeinsam durchführen
- Gespräche im Team.

285. Warum kann die Pflege alter Frauen durch junge, männliche Pflegefachkräfte schwierig sein?

Mögliche Probleme bei der Pflege von Frauen durch männliche Pflegefachkräfte:
- Scham
- Negative sexuelle Erlebnisse und Gewalterfahrungen mit Männern (z. B. im Krieg).

286. Warum spielt die Biographie für die Sexualität im Alter eine große Rolle?

Bedeutung der Biographie für die Sexualität:
- Negative oder positive Erlebnisse, z. B. Kriegserlebnisse, gute Partnerschaft
- Sexualmoral: Früher sehr rigide; Sexualität nur zum Zweck der Zeugung; Sexualität als eheliche Pflicht
- Wie wurde Sexualität in früheren Jahren gelebt: Sexuelle Gewohnheiten und Bedürfnisse verändern sich im Alter nicht so sehr.

287. Wodurch kann die Sexualität der Bewohner in einem Alten- und Pflegeheim behindert sein? Nennen Sie fünf Aspekte!

Hindernisse für Sexualität im Alten- und Pflegeheim:

- Mehrbettzimmer
- Mangelnde Privatsphäre
- Keine Rückzugsmöglichkeiten
- Kein Anklopfen beim Eintreten der Pflegefachkräfte
- Vorurteile der anderen Mitbewohner
- Vorurteile der Pflegefachkräfte.

6.3 Fragen zu Handlungssituationen

Fall 288	Frau Blume lebt allein und wird jeden Morgen von einem ambulanten Dienst zur Unterstützung der Grundpflege besucht. Seit der Zivildienstleistende Peter Süd mit auf der Tour ist, sind der Kollegin Anja Schulz folgende Veränderungen an Frau Blume aufgefallen: Sie spricht und lacht mehr als früher, die Wohnung wirkt aufgeräumter, Frau Blume legt größeren Wert auf die Auswahl der Kleidung, sie wirkt insgesamt lebensfroher und spricht liebevoll von Peter.

288.a Wie würden Sie diese Beobachtungen interpretieren?

Interpretationsmöglichkeit:
- Im Umgang mit Peter erlebt sich Frau Blume als Frau
- Dadurch Steigerung der Lebensfreude und Energie
- Freude auf die Begegnung mit Peter
- Befriedigung sozialer Bedürfnisse (Anerkennung, Wichtigsein für Peter, Zuwendung bekommen) ist auch im höheren Lebensalter noch wichtig.

288.b Wie sollten Peter Süd und Anja Schulz mit dieser Beobachtung umgehen?

Möglichkeiten des Umgangs:
- Nicht abwerten
- Nicht belächeln
- Veränderungen von Frau Blume positiv bewerten
- Evtl. im Team besprechen
- Kontakt sollte im dienstlichen Rahmen bleiben.

288.c Andere Kundinnen des Pflegedienstes wünschen sich, dass sie nur von weiblichen Pflegefachkräften besucht werden. Welche Gründe kann es dafür geben?

Begründung:
- Besonderes Schamgefühl
- Negative Erlebnisse mit Sexualität
- Gewalterfahrungen.

288.d Wie würden Sie auf Frauen bei der Intimpflege eingehen, von denen sie wissen, dass sie sexuelle Gewalt, z. B. im Krieg erfahren haben?

Besonderheiten in der Intimtoilette
- Nach Möglichkeit nur weibliche Pflegefachkräfte einsetzen
- Behutsamkeit bei der Intimpflege
- Intimpflege so weit wie möglich selbst machen lassen
- Ruhe ausstrahlen, beruhigen
- Evtl. mit anderem Gesprächsthema von der Pflegehandlung ablenken.

Fall 289

Frau Zierlich lebt seit drei Jahren in einem Seniorenhaus. Vor wenigen Monaten ist Herr Bär auf dem gleichen Wohnbereich eingezogen. Nun scheint sich zwischen beiden eine besondere Beziehung zu entwickeln. Sie verbringen ihre Zeit meistens miteinander, oft auch alleine im Einzelzimmer von Herrn Bär. Eine Pflegefachkraft soll sie sogar schon Händchen haltend im Garten gesehen haben.

289.a Welche Reaktionen auf die Beziehung können Sie von Seiten der Pflegefachkräfte erwarten?

Reaktionsmöglichkeiten der Pflegenden:
- Ignorieren: Der Kontakt wird zunächst nicht als intime Beziehung wahrgenommen.
- Wird der Kontakt als intime Beziehung wahrgenommen sind verschiedene Reaktionen möglich:
  - Hilflosigkeit („Und jetzt?")
  - Unverständnis („Die in ihrem Alter.")
  - Ekel („Igitt!")
  - Verniedlichung („Oh, wie süß.")
  - Akzeptanz, Situation ohne negative Bewertung so annehmen
  - Unterstützung der Beziehung
  - Beziehung gegen negative Kommentare und Reaktionen in Schutz nehmen
  - Verständnis.

289.b Welche Reaktionen auf die Beziehung können Sie von Seiten der anderen Mitbewohner erwarten?

Reaktionsmöglichkeiten der anderen Bewohner:
- Ignorieren
- Unterstützung
- Aber auch Neid, Wut, Beschimpfungen, anzügliche Bemerkungen, Ekel, Angriffe, Scham, Traurigkeit
- Vermeiden von Kontakten, Ausgrenzung des Paares.

289.c Wie kann sich das Altersstereotyp „Alte Menschen haben keine sexuellen Bedürfnisse" am Beispiel von Frau Zierlich und Herrn Bär auswirken?

Auswirkungen des Altersstereotyp „Alte Menschen haben keine sexuellen Bedürfnisse":
- Kontakt der beiden wird zunächst gar nicht als sexuelle Beziehung wahrgenommen
- Wahrnehmung, dass die Beziehung auch sexuellen Charakter hat, wirkt sich negativ auf die Einstellung zu und den Umgang mit den beiden aus: anzügliche Bemerkungen, Vermeidung von Kontakten, besondere Beobachtung, Ekelgefühle, Scham
- Das Verhalten oder das Paar wird als „unnormal" bezeichnet.

289.d Welche Bedeutung kann die Beziehung für Frau Zierlich und Herrn Bär haben?

Bedeutung der Beziehung für Frau Zierlich und Herrn Bär:
- Befriedigung sozialer Bedürfnisse: Gesprächspartner, Verständnis, Gefühl gebraucht zu werden, Gefühl geliebt zu sein, Gefühl wichtig und einmalig zu sein
- Befriedigung sexueller Bedürfnisse: Erleben körperlicher Nähe, Wärme, Zärtlichkeit, sich als Frau bzw. Mann erleben können.

289.e Wie können Sie Frau Zierlich und Herrn Bär unterstützen, damit sie ihre Beziehung auch im Seniorenhaus leben können?

Unterstützungsmöglichkeiten:
- Gefühl vermitteln, dass die Beziehung akzeptiert wird
- Privatsphäre im Einzelzimmer von Herrn Bär besonders beachten
- Anklopfen
- Evtl. Zeiten und Orte für Rückzugsmöglichkeiten vereinbaren
- Nach Wünschen des Paares diesbezüglich fragen
- Auf negative Reaktionen der Mitbewohner eingehen
- Auf negative Reaktionen anderer Pflegefachkräfte eingehen
- Teamgespräche zum Thema Sexualität im Alter.

Fall 290

Pflegefachkraft Rita Gruber ist für die Grundpflege von Herrn Wild zuständig. Im Gespräch macht er oft anzügliche Bemerkungen. Beim letzten Besuch hat er der Pflegefachkraft in den Po gekniffen und versucht, sie in eine Umarmung zu ziehen. Rita Gruber ist in der Situation nicht weiter auf den Vorfall eingegangen und hat ihre Arbeit sehr schnell erledigt, um aus dem Zimmer zu kommen. Heute muss sie allerdings wieder alleine zu Herrn Wild. Sie hat ein mulmiges Gefühl und überlegt, wie sie sich gegen die sexuellen Übergriffe wehren kann.

290.a Welches typische Beziehungsmuster zeigt sich in diesem Fallbeispiel?

Typische Beziehungsmuster:
Herr Wild übernimmt den aktiven Part, handelt im Sinne typischer Rollenmuster zwischen Mann und Frau. Die weibliche Pflegefachkraft ist passiv, versucht sich der Situation zu entziehen und die Begegnung zu vermeiden. Folge: Belastung der Pflegebeziehung, Thema ist unangenehm und peinlich.

290.b Wie könnte sich die Pflegefachkraft beim nächsten Besuch verhalten?

Vorschläge für das Verhalten der Pflegefachkraft beim nächsten Besuch:
- Klärendes Gespräch mit Herrn Wild
- Verletzungen deutlich machen
- Herrn Wild deutliche Grenzen setzen
- Auf eigene Intim-/Privatsphäre hinweisen
- Gespräche mit Kolleginnen und Kollegen darüber suchen
- Evtl. zu zweit pflegen
- Evtl. andere Pflegefachkraft zu Herrn Wild schicken.

290.c Welche Gefühle kann das Verhalten von Herrn Wild bei Rita Gruber auslösen?

Gefühle, die das Verhalten von Herrn Wild bei Rita Gruber auslösen kann:

- Ekel
- Scham
- Wut
- Verletzung
- Angst
- Hilflosigkeit
- Verachtung.

290.d Warum kann das Gespräch mit Kolleginnen und Kollegen darüber hilfreich sein?

Ein Gespräch mit Kolleginnen und Kollegen kann hilfreich sein:

- Erzählen und „Loswerden" des Erlebnisses, dadurch Entlastung
- Evtl. dadurch weniger Scham und Ekel
- Erfahrungsaustausch: Vielleicht haben auch andere diese Erfahrungen gemacht
- Gemeinsame Lösungen finden
- Unterstützung durch die Kollegen
- Evtl. dadurch weniger Hilflosigkeit
- Gefühle werden nicht unmittelbar an Herrn Wild „ausgelassen", sondern zunächst reflektiert.

7 Ethniespezifische und interkulturelle Aspekte

7.1 Themenübersicht

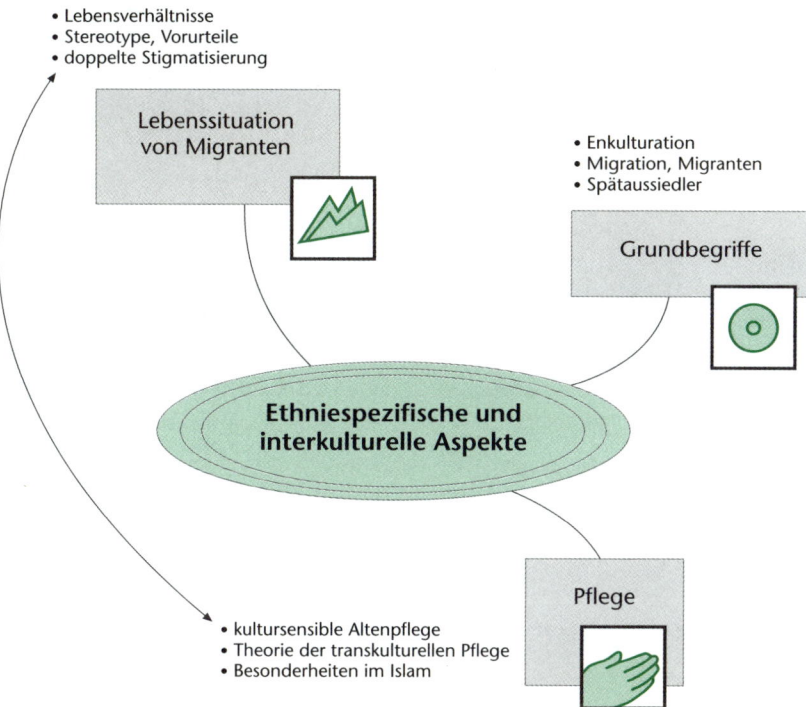

- Lebensverhältnisse
- Stereotype, Vorurteile
- doppelte Stigmatisierung

Lebenssituation von Migranten

- Enkulturation
- Migration, Migranten
- Spätaussiedler

Grundbegriffe

Ethniespezifische und interkulturelle Aspekte

Pflege

- kultursensible Altenpflege
- Theorie der transkulturellen Pflege
- Besonderheiten im Islam

Abb. 14: Mindmap **„Ethniespezifische und interkulturelle Aspekte"**

7.2 Allgemeine Fragen

7.2.1 Grundbegriffe

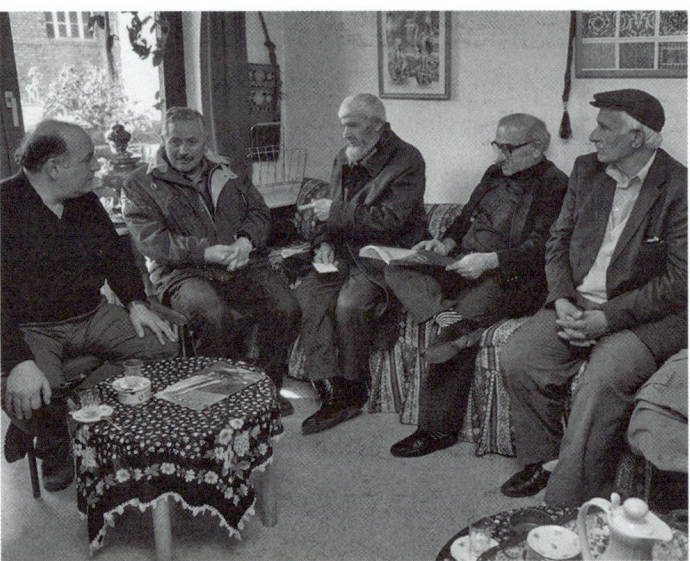

Abb. 15: Die Zahl der ausländischen MitbürgerInnen, die vor Jahren als junge Arbeits-
kräfte nach Deutschland eingewandert sind und in absehbarer Zeit in Deutschland alt
sein werden, wächst. [K157]

291. Was versteht man unter dem Begriff „Migranten"?

Der Begriff „Migrant" lässt sich übersetzen mit „Wanderer"; Migranten sind Menschen, die aus einem anderen Land in die Bundesrepublik gekommen sind und nun hier leben und arbeiten.

292. Wie viele Migranten werden nach Modellrechnungen des KDA 2010 in der Bundesrepublik leben?

Ca. 1,3 Millionen Migranten werden 2010 in Deutschland leben.

293. Was versteht man unter dem Begriff „Spätaussiedler"?

Menschen mit deutscher Abstammung und deutscher Staatsbürgerschaft, die aus anderen Ländern in die Bundesrepublik gezogen sind und nun hier leben, nennt man „Spätaussiedler".

294. Was versteht man unter dem Begriff „Enkulturation"?

Der Mensch erlernt Eigenheiten (Bräuche, Denkweisen, Rituale) der Kultur, in der er lebt und wird dadurch zu einem Mitglied der Kultur und von dieser geprägt.

7.2.2 Lebenssituation von Migranten im höheren Lebensalter

295. Wie sieht die Lebenssituation alter Migranten in der Bundesrepublik in der Regel aus? Zeigen Sie fünf typische Beobachtungen auf!

Lebenssituation alter Migranten in der Bundesrepublik:
- Mehrheit lebt schon seit Jahrzehnten in Deutschland
- Kinder in Deutschland aufgewachsen
- Ansprüche auf staatliche Sozialleistungen
- Wunsch in die alte Heimat zurückzukehren
- Noch eng der Kultur und den Bräuchen des Herkunftslandes verbunden
- Leben oft in Subkultur
- Schreib- und Lesekompetenzen oft eingeschränkt
- Ausübung der eigenen Religion in einer Gemeinschaft ist erschwert
- Doppelte Stigmatisierung auf Grund des Alters und des Ausländer-Seins
- Große Scheu vor Übergang in Institutionen
- Sprachliche Ausdrucksmöglichkeiten über medizinische und pflegerische Sachverhalte sind eingeschränkt
- Familiäre Netzwerke nicht immer vorhanden.

296. Was bedeutet es, wenn man von einer „doppelten Stigmatisierung" alter Migranten spricht?

Doppelte Stigmatisierung alter Migranten = Benachteiligung auf Grund des Alters und des Ausländerstatus.

297. Nennen Sie mögliche Gründe, warum Gastarbeiter auch nach dem Übergang in den Ruhestand noch in Deutschland bleiben?

Gründe für den Verbleib nach Übergang in den Ruhestand:
- Bessere medizinische Versorgung
- Kinder
- Haus und Besitz
- Soziale Kontakte.

7.2.3 Pflege

298. Wie hoch ist der Anteil der Migranten, die derzeit durch professionelle Dienstleister der Altenhilfe betreut werden?

Anteil der Migranten, die durch professionelle Dienstleister betreut werden:
- 1% in stationären Einrichtungen
- 3% in ambulanten Diensten
- Geringe Versorgung durch professionelle Dienstleister.

299. Nennen Sie typische Probleme alter Migranten, die auf Pflegeunterstützung angewiesen sind!

Probleme alter Migranten bei Pflegebedarf:
- Keine Ansprüche im Rahmen der Pflegeversicherung
- Geringe Kenntnis über Rechte, Hilfsangebote und Dienstleistungen
- Schwierigkeiten in der sprachlichen Verständigung
- Keine passenden Angebote, die auf fremde Kultur und Bräuche eingerichtet sind

- Mangelnde Integration in die gesellschaftlichen Strukturen
- Geringe Rente
- Schlechte materielle Verhältnisse
- Ungünstige Wohnbedingungen
- Oft schlechter Gesundheitszustand wegen schwerer körperlicher Erwerbsarbeit.

300. Was sind die Ziele einer „kultursensiblen Altenhilfe"?

Leben entsprechend der individuellen kulturellen Bedürfnisse und Besonderheiten ermöglichen.

301. Wie sollte sich die derzeitige Altenhilfe im Sinne der Kultursensibilität verändern?

Forderungen für die Entwicklung im Sinne kultursensibler Altenpflege:
- Kenntnis und Beachtung fremder Normen und Werte in allen Aktivitäten des täglichen Lebens
- Integration bzw. soziale und psychische Unterstützung der Migranten nach ihren jeweiligen Bedürfnissen
- Religiöse Angebote machen
- Pflegefachkräfte aus verschiedenen Kulturen
- Sprachkenntnisse der Pflegefachkräfte
- Kulturspezifische Angebote schaffen.

302. Skizzieren Sie die wichtigsten Aussagen der „Theorie der transkulturellen Pflege" nach Leininger!

Wege zur kulturspezifischen Fürsorge („care") nach Leininger sind Anpassung, Verständigung, Bewahrung, Erhaltung, Änderung und Umstrukturierung.

303. Auf welche Besonderheiten in den Aktivitäten des täglichen Lebens von Migranten sollte man achten? Nennen Sie fünf Beispiele!

Besonderheiten bei den Aktivitäten des täglichen Lebens von Migranten:
- Sprache
- Schamgefühl
- Kleidung
- Essgewohnheiten
- Religiöse Bedürfnisse
- Lebensgewohnheiten
- Familiäre Bezüge.

304. Was sollten Sie bei der Pflege von Menschen mit islamischem Glauben beachten? Zeigen Sie fünf Beispiele auf!

Besonderheiten bei der Pflege von Menschen islamischen Glaubens:
- Verzicht auf Schweinefleisch und alle Speisen, die damit in Berührung gekommen sind (koscheres Essen)
- Verzicht auf Alkohol (auch im Essen)
- Rituelle Waschungen vor dem Essen
- Essen mit der rechten Hand
- Essen nur, wenn man Hunger hat
- Fastenregeln im Ramadan (kein Essen zwischen Sonnenauf- und -untergang)

- Schwarzer Tee als beliebtes Getränk
- Frauen dürfen in Anwesenheit nicht-verwandter Männer nicht essen und Hilfestellungen nur von Frauen annehmen
- Waschungen nur unter fließendem Wasser
- Kleiderordnung
- Körperausscheidungen sind unrein
- Schuhe müssen in Privatwohnungen ausgezogen werden
- Krankheit wird als persönliches Schicksal, manchmal auch als Strafe Gottes hingenommen (Sinn der Krankheit).

7.3 Fragen zu Handlungssituationen

Fall 305

Vor 40 Jahren ist Herr Gün auf der Suche nach Arbeit aus der Türkei in die Bundesrepublik gekommen. Heute ist er 79 Jahre alt und lebt mit seiner türkischen Frau in einer Mietwohnung einer deutschen Großstadt. Beide sind gläubige Moslems. Ihre Kinder leben mit ihren Familien in der Nähe. Sie kommen an Wochenenden regelmäßig zu Besuch.

Ansonsten kommt jeden Morgen ein ambulanter Dienst und unterstützt Frau Gün seit ihrem Schlaganfall bei der Grundpflege. Herr Gün besucht einmal in der Woche das türkische Café im Viertel und nimmt einmal im Monat auch an den Gebetszeiten in der islamischen Gemeinde teil. Das Ehepaar spricht nur wenig deutsch und träumte immer davon, einmal in die Türkei zurückkehren zu können.

305.a Zeigen Sie am Beispiel von Familie Gün typische Merkmale der Lebenssituation alter Migranten in der Bundesrepublik auf!

Typische Merkmale der Lebenssituation alter Migranten am Beispiel von Herrn Gün:
- Herr Gün lebt schon zeit Jahrzehnten in Deutschland
- Ihre Kinder leben hier
- Herr und Frau Gün träumen vom Lebensabend in der Türkei, auch wenn sie wohl dauerhaft in Deutschland bleiben werden
- Herr Gün pflegt eigene Bräuche/Kultur (türkisches Café) und Religion (Gebetszeiten)
- Eingeschränkte deutsche Sprachkenntnisse
- Bescheidene Wohnverhältnisse.

305.b Welche Gründe können Sie sich dafür vorstellen, warum Familie Gün auch im Alter noch in der Bundesrepublik bleibt?

Gründe für Familie Gün, in Deutschland wohnen zu bleiben:
- Familie (Kinder und Enkel) wohnen hier
- Soziale Kontakte in Deutschland
- Evtl. Rentenansprüche von Herrn Gün
- Wegen Gesundheitszustand von Frau Gün Umzug nur schwer möglich
- Evtl. bessere medizinische Versorgung (auch durch ambulanten Dienst) in der Bundesrepublik.

305.c Sie kommen als Pflegefachkraft des ambulanten Dienstes zu Familie Gün. Worauf müssen Sie, abgesehen von den üblichen Pflegestandards, besonders achten?

Besonderheiten:
- Nur weibliche Pflegefachkräfte schicken
- Waschen nur unter fließendem Wasser
- Kleiderordnung respektieren und ggf. erfragen, welche Wünsche hier bestehen
- Schuhe werden üblicherweise in Privatwohnungen ausgezogen – fragen, ob dies im Hause Gün auch unbedingt verlangt wird

- Bei Unsicherheiten bzgl. anderer kultureller Besonderheiten immer nachfragen, was die Familie wünscht
- Einfache Wortwahl und Sprache, da Frau Gün Deutsch nicht so gut versteht
- Auf die Themen Heimweh und Sinn der Krankheit (existenzielle Erfahrungen des Lebens) eingehen.

305.d Nennen Sie Gründe, warum die Inanspruchnahme eines ambulanten Dienstes von älteren Migranten wie Familie Gün heute immer noch eine Ausnahme ist!

Ältere Migranten nehmen die Hilfe von ambulanten Diensten nicht in Anspruch, weil:
- Sie oft keine Leistungen aus der Pflegeversicherung erhalten (finanzielle Gründe)
- Der Familienzusammenhalt stärker ist
- Sie in größeren Familien zusammenleben, die die Pflege leisten können
- Die Pflege der Eltern zu den zentralen Pflichten im Islam gehört
- Wegen kultureller und religiöser Unterschiede von Seiten der Migranten besondere Scheu herrscht, professionelle Dienste in Anspruch zu nehmen
- Sie das Angebot der professionellen Dienste nicht kennen
- Die Pflegedienste oft nicht auf die Besonderheiten kultursensibler Pflege eingestellt sind.

305.e Herr Gün erzählt der Pflegefachkraft, dass das Leben, das sie in Deutschland führen, noch schwieriger geworden sei, seit sie beide alt und krank sind. Wie können Sie sich diese Aussage erklären?

Begründung:
Doppelte Stigmatisierung: Zu den Benachteiligungen und Schwierigkeiten, die durch das Ausländersein bereits bestehen, kommen die Benachteilungen und Schwierigkeiten durch das Alter und die Krankheit noch hinzu. Das Ehepaar ist stärker auf Hilfe und Unterstützung von außen angewiesen und stößt in dieser Situation auf Vorurteile und Stereotype.

8 Menschen mit Behinderung im Alter

8.1 Themenübersicht

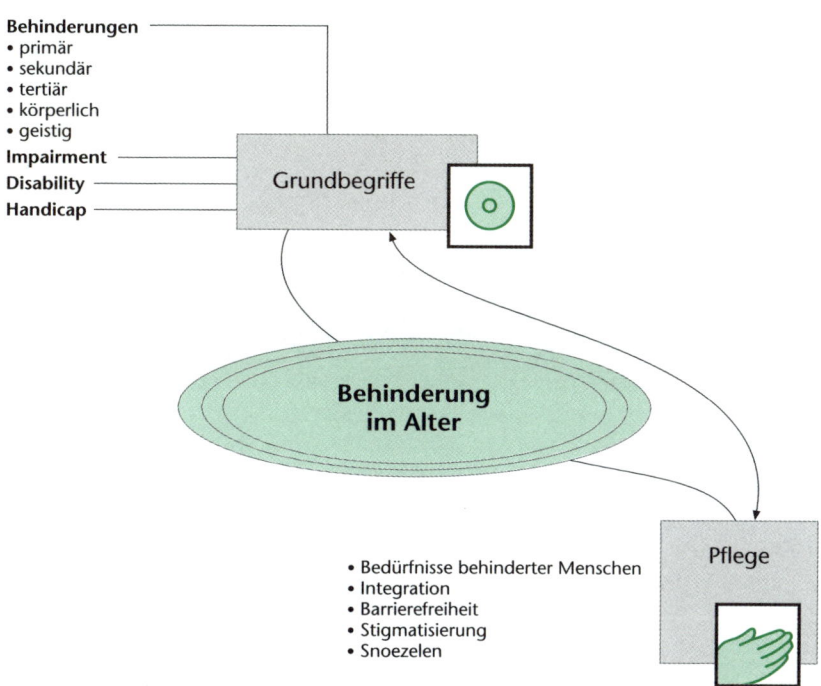

Abb. 16: Mindmap **„Behinderung im Alter"**

8.2 Allgemeine Fragen

8.2.1 Grundbegriffe

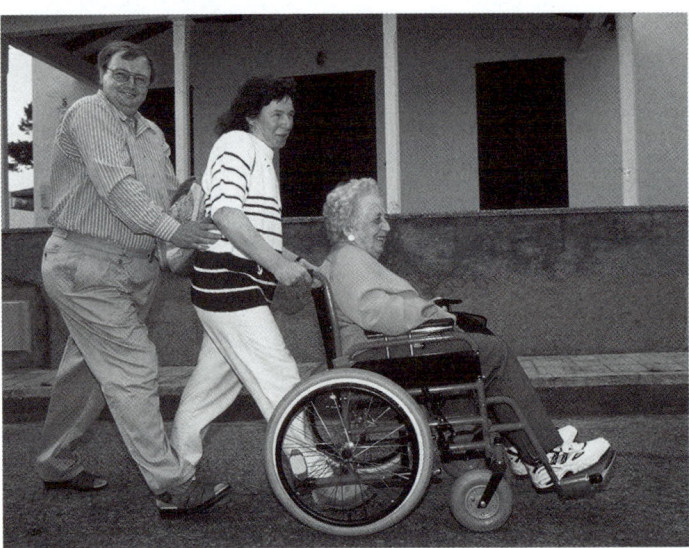

Abb. 17: Behinderte nehmen am öffentlichen Leben teil. [K157]

306. Welche Formen von Behinderungen kennen Sie? Nennen Sie fünf!

Formen der Behinderung:
- Geistige Behinderungen
- Epilepsien
- Körperliche Behinderungen
- Sprachbehinderungen
- Verhaltensstörungen
- Seh- und Hörbehinderungen.

307. Wann spricht man von einer „Schwerbehinderung"?

Man spricht von einer „Schwerbehinderung", wenn eine dauerhafte Einschränkung vorliegt und die Erwerbsfähigkeit des Betroffenen um mindestens 50% gemindert ist.

308. Auf welchen vier Ebenen kann sich eine Behinderung ausdrücken?

Auswirkungen der Behinderung:
- Körperliche Einschränkungen
- Psychische Einschränkungen
- Soziale Einschränkungen
- Ökonomische Einschränkungen.

309. Welche körperlichen Beeinträchtigungen treten im Zusammenhang mit geistigen Behinderungen häufig auf?

Körperliche Beeinträchtigungen, die im Zusammenhang mit geistigen Behinderungen häufig auftreten:
- Hirnschädigungen
- Anfallsleiden.

310. Was bedeutet nach der WHO-Definition der Begriff „Impairment"?

Impairment = Schädigung der Organe durch Krankheiten, angeborene Leiden oder Verletzungen.

311. Was bedeutet nach der WHO-Definition der Begriff „Disability"?

Der Begriff „Disability" umfasst Funktionsausfälle, die durch Krankheiten bedingt sind (z. B. Lähmung, Tremor). Die Einschränkung wird bestimmt im Vergleich mit Personen der gleichen Altersgruppe, des gleichen Geschlechts und des gleichen kulturellen und sozialen Umfeldes.

312. Was bedeutet nach der WHO-Definition der Begriff „Handicap"?

Handicap = Soziale Einschränkung; oft Folge aus Impairment und Disabitlity, z. B. Verlust der Wohnung und der gewohnten sozialen Umgebung nach Apoplex.

313. Welche zwei Gruppen von Behinderungen im Alter kann man unterscheiden?

Formen von Behinderung im Alter:
- Primärbehinderung: Behinderungen, die seit frühem Lebensalter bereits bestehen (z. B. Down-Syndrom, Kinderlähmung). Der Anteil alter Menschen mit Primärbehinderung nimmt immer mehr zu, da auch Menschen mit Behinderung eine zunehmende Lebenserwartung haben:
- Sekundärbehinderung: durch Erkrankungen im höheren Lebensalter aufgetreten (z. B. Apoplex, Demenz, Parkinson).

314. Was versteht man unter dem Begriff „Tertiärbehinderung"?

Tertiärbehinderung = soziale Ausgrenzung der Menschen auf Grund ihrer primären oder sekundären Behinderung.

315. Welche Primärbehinderungen findet man bei alten Menschen am häufigsten?

Häufige Primärbehinderungen bei alten Menschen:
- Geistige Behinderungen
- Psychische und körperliche Behinderungen
- Epilepsien.

316. Wie kann der Anstieg der primären Behinderungen im Alter erklärt werden?

Gründe für den Anstieg der Primärbehinderungen:
- Auswirkung heilpädagogischer Förderprogramme
- Bessere und spezielle medizinische Versorgung.

8.2.2 Pflege

317. Welche persönlichen, familiären und gesellschaftlichen Folgen können Behinderungen nach sich ziehen? Nennen Sie zu jedem Stichpunkt jeweils drei konkrete Beispiele!

Folgen von Behinderungen:

- Persönlich: Abhängigkeit; Einschränkung in Berufstätigkeit, Freizeitgestaltung, sozialen Kontakten; psychische Belastung
- Familiär: Veränderungen für die ganze Familie, psychische Belastungen, finanzielle Belastungen, Pflegeleistungen, Änderung der Rollen
- Gesellschaftlich: soziale Integration Behinderter, Gestaltung von Lebensräumen für Menschen mit Behinderung, Finanzierung von Pflege- und Versorgungsleistungen.

318. Was sind einschneidende Ereignisse für behinderte Menschen im höheren Lebensalter? Nennen Sie drei Beispiele!

Kritische Lebensereignisse behinderter alter Menschen:

- Ausscheiden aus beschützenden Werksstätten und Tagesangeboten
- Auszug aus dem familiären Umfeld, wenn Pflege und Versorgung dort nicht mehr möglich sind
- Veränderungen sozialer Kontakte
- Nicht alle stationären Behinderteneinrichtungen bieten Wohnen und Versorgung auch im höheren Lebensalter an.

319. Warum gibt es bisher noch wenige Konzepte für die Arbeit mit alten Menschen mit Primärbehinderungen?

Menschen mit Primärbehinderung haben früher in der Regel kein hohes Lebensalter erreicht. Das Phänomen behinderter Menschen im hohen Lebensalter ist „neu". Es gibt daher kaum Angebote im Bereich der allgemeinen Altenhilfe.
Auch im Bereich der Behindertenhilfe sind viele Einrichtungen noch nicht auf das „neue" Klientel eingestellt, d. h. die Fachkräfte im Behindertenbereich sind derzeit noch nicht ausreichend altenpflegerisch qualifiziert.

320. Wie kann die Integration behinderter Menschen gefördert werden? Nennen Sie drei Möglichkeiten!

Möglichkeiten zur Integration behinderter Menschen:

- Öffentlichkeitsarbeit
- Änderung von Vorurteilen und hinderlichen Einstellungen
- Unterstützung der Betroffenen
- Angebote für behinderte und nicht-behinderte Menschen schaffen
- Kontaktmöglichkeiten schaffen.

321. Nehmen Sie Stellung zu der These „Der Umgang mit behinderten Menschen im Alter unterscheidet sich nicht vom Umgang mit alten Menschen im Allgemeinen"!

Was ist ähnlich bei der Pflege behinderter und nicht-behinderter alter Menschen	Was ist unterschiedlich bei der Pflege behinderter und nicht-behinderter alter Menschen
• Biographiearbeit wichtig	• Zusätzliche spezielle Kenntnisse über Behinderung notwendig
• Kenntnis der Lebensgeschichte wichtig	• Kontinuität der Umgebung und der Bezugspersonen noch wichtiger, weil Anpassungsfähigkeit an neue Gegebenheiten durch Behinderung zusätzlich beeinträchtigt sein kann
• Beziehungsarbeit wichtig	• Auf doppelte Benachteiligungen wegen Behinderung und Krankheit achten
• Grundlegende Bedürfnisse unterscheiden sich nicht	• Pflege alter Menschen mit Behinderung kann in der Familie oft nicht übernommen werden
	• Behinderte oft schon mit sozialen Einrichtungen vertraut (z. B. Werkstatt, Wohnheim)

322. Was verstehen Sie unter dem Begriff „Snoezelen"?

Snoezelen = Maßnahmen, die die Sinneswahrnehmungen anregen, z. B. durch Licht, Düfte, Geräusche, Gerüche, Geschmack.

323. Welche Vorteile bietet „Snoezelen" in der Arbeit mit behinderten alten Menschen?

Vorteile von „Snoezelen":
• Anregung der Wahrnehmung auf verschiedenen Sinneskanälen
• Schaffen von Anreizen, Stimulation
• Auch bei Personen anwendbar, die geistig oder sprachlich eingeschränkt sind
• Aktivierung vorhandener Ressourcen möglich.

8.3 Fragen zu Handlungssituationen

<table>
<tr><td>

Fall 324

</td><td>

Herr Rufus ist 55 Jahre und lebt mit seinen Eltern zusammen. Er arbeitet in einer Werkstatt der Lebenshilfe und wird täglich mit dem Bus abgeholt und am Abend auch wieder nach Hause gebracht. Herr Rufus hat Down-Syndrom.
Die Eltern von Herrn Rufus sind beide über 80 Jahre. Als sich die Mutter nach einem Sturz im Garten den Oberschenkelhals gebrochen hat, ist die Familie schließlich bereit darüber nachzudenken, wie es mit Herrn Rufus weitergehen soll. Es steht die Überlegung im Raum, einen Platz in einer stationären Einrichtung zu suchen.

</td></tr>
</table>

324.a Welcher Gruppe von Behinderungen würden Sie die Behinderung von Herrn Rufus zuordnen? Begründen Sie Ihre Antwort!

Die Behinderung von Herrn Rufus lässt sich definieren als: Primärbehinderung, weil sie bereits seit seiner Geburt besteht: geistige Behinderung.

324.b Definieren Sie am Beispiel des Herrn Rufus die Begriffe „Impairment", Disability" und „Handicap"!

Definitionen:
- Impairment = Down-Syndrom
- Disability = Funktionsausfälle, die durch das Down-Syndrom bedingt sind, z.B. Inkontinenz
- Handicap = Verlust der vertrauten Umgebung.

324.c Diskutieren Sie die Vor- und Nachteile, die die Übersiedlung von Herrn Rufus in ein Altenheim mit sich bringen würde!

Vor- und Nachteile der Übersiedlung von Herrn Rufus in ein Altenheim:

Vorteile	Nachteile
• Herr Rufus ist mit sozialen Einrichtungen vertraut	• Wenig geeignete Häuser für alte Menschen mit Primärbehinderungen
• Kontakt zu Gleichaltrigen möglich	• Nur selten auf Behinderung abgestimmte Pflegekonzepte vorhanden
• Heime sind behindertengerecht ausgestattet	• Fachkräfte der Altenpflege nicht ausreichend für die speziellen Anforderungen der Behinderung qualifiziert
• Eltern in der Pflege überlastet	• Trennung von Eltern und der gewohnten Umgebung wird schwer sein →

Vorteile	Nachteile
• Eltern können den Übergang jetzt noch selbst mit unterstützen	• Integration innerhalb eines „normalen" Altenheims evtl. schwierig
• Eltern können mit Herrn Rufus zusammen eine gute Einrichtung auswählen	• Veränderung gewohnter sozialer Kontakte
• Herr Rufus kann nicht immer zu Hause bleiben, ein früher Übergang ist evtl. günstig	• Verlust vertrauter Umgebung und Tagesabläufe

324.d Von welchen Konzepten der Altenpflege kann auch Herr Rufus profitieren?

Konzepte der Altenpflege, von denen Herr Rufus profitieren kann:
• Aktivierende Pflege
• Ressourcenunterstützung
• Individualitätsprinzip
• Normalitätsprinzip
• Biographiearbeit
• Spezielle Beschäftigungsangebote
• Basale Stimulation.

324.e Warum wäre es günstig, bei Herrn Rufus Elemente des Snoezelens anzuwenden?

Snoezelen hat eine günstige Wirkung auf Herrn Rufus:
• Anwendung unabhängig von geistigen, körperlichen und sprachlichen Behinderungen möglich
• Aktivierung vorhandener Ressourcen
• Förderung der Sinneswahrnehmung
• Beitrag zur Lebensqualität.

324.f Wenn Sie an Herrn Rufus und seine Eltern denken: Welche Auswirkungen hat seine Behinderung für die ganze Familie?

Auswirkungen der Behinderung von Herrn Rufus auf die ganze Familie:
• Pflegebedarf und Abhängigkeit
• Körperliche Belastung
• Psychische Belastung
• Finanzielle Einschränkung
• Verlust sozialer Kontakte
• Gesellschaftliche Stigmatisierung und Ausgrenzung
• Einschränkung von (Freizeit-)Aktivitäten und beruflichen Möglichkeiten
• Intensivere Auseinandersetzung mit Sinnfragen
• Intensivere Gestaltung von Beziehungen
• Wenn die Familie schon Jahre zusammenlebt, gibt es sicher auch zahlreiche erfüllende Momente in den Familiebeziehungen. Auch ein behinderter Mensch kann seinen Angehörigen viel Wärme, Freude, Wertschätzung geben.

Literaturtipps

Berghoff, C., Kern, N., Kocs, U., Rosentreter, M. (2000): Gerontologie für die Altenpflegeausbildung. Band 2. Spezielle Probleme. EINS, Troisdorf.
Für das Lernfeld 2.1 findet sich hier ein guter Überblick zum Thema Altenhilfe: Strukturen, Institutionen, Organisationen, Konzepte. Das Kapitel ist gut leserlich, anwendungsbezogen und bietet gute Abbildungen sowie Aufgaben und Anregungen für Diskussionen in Lerngruppen.

Jasper, B. (2002): Gerontologie. Vincentz Verlag, Hannover.
In diesem Buch finden Sie v.a. folgende Themen, die für das Lernfeld 2.1 wichtig sind: Demographie, Alterstheorien, soziale Gruppen, Rollen, Werte, Wohnen, Biographiearbeit, Sexualität und Sterben. Die Themen sind praxisnah und gut verständlich dargestellt, Abbildungen fehlen. Kontrollfragen runden die Kapitel ab.

Köther, I. (Hrsg.), (2005): Thiemes Altenpflege. Zeitgemäß und zukunftsweisend. Thieme-Verlag, Stuttgart.
Das Buch ist nach Lernfeldern gegliedert und gibt einen Überblick zu 2.1. Die zentralen Themen sind mit CD, Darstellungen und Kontrollfragen gut aufbereitet. Allerdings werden die Inhalte meist nur oberflächlich angesprochen. Als einzige Lektüre zur Prüfungsvorbereitung nicht ausreichend.

Marwedel, U. (2004): Gerontologie und Gerontopsychiatrie. Lernfeldorientiert. Europa Lehrmittel, Haan-Gruiten.
In diesem Buch finden sich allgemeine Tipps zum Prüfungslernen. Für die Vorbereitungen in Lernfeld 2.1 sind folgende Kapitel wichtig: Altersforschung und Alterstheorien, Entwicklungs- und Persönlichkeitspsychologie, Wohnen im Alter, demographische Entwicklung, Interventionsgerontologie, Sterben und Tod. Die Inhalte sind praxisnah aufbereitet. Es finden sich Fallbeispiele, Anregungen für Diskussionen in der Lerngruppe und Vertiefungsfragen.

Stanjek, K. (Hrsg.) (2005): Altenpflege konkret. Sozialwissenschaften. Urban & Fischer, München.
Das Buch gibt einen sehr guten Einblick in die psychologischen und soziologischen Themen des Lernfeldes 2.1. Hier werden zwar nicht alle Themen abgedeckt, die behandelten Inhalte sind jedoch umfassend dargestellt. Es finden sich sehr gute Definition, Überblicke, Abbildungen und Kontrollfragen. Fallbeispiele aus der Praxis sind eingearbeitet.

Internetlinks

Wer gerne mit dem PC lernt, wird auch im Internet fündig. Aber Achtung: Auf manchen Homepages haben sich Fehler eingeschlichen. Skripte anderer Schüler oder Lösungskataloge sind immer mit Vorsicht zu genießen und sollten in der Lerngruppe kritisch diskutiert werden.

Empfehlenswert sind Seiten von Institutionen. Sie sind in der Regel qualitativ gut und auch über längere Zeit unter dem Link zu finden. Hier nur einige Vorschläge.

www.geroweb.de/krankenpflege/altenpflegeausbildungsverordnung.html

www.vincentz.net/quiz/index.cfm

www.carelounge.de/altenarbeit/wissen/index.php

Index